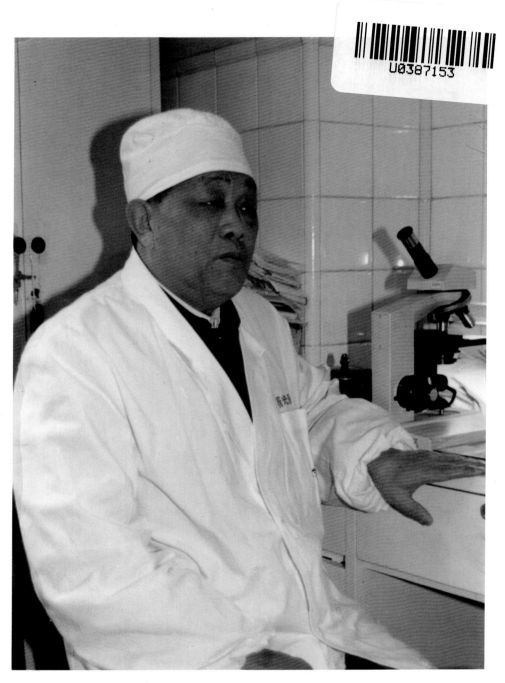

吴正翔工作照

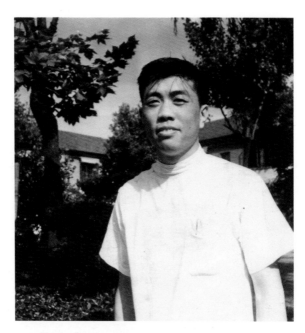

吴正翔青年照

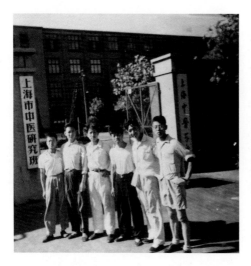

吴正翔就读上海中医学院
（现为上海中医药大学）

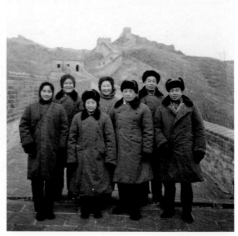

20世纪80年代初吴正翔参加中华人
民共和国国防科学技术工业委员会
举办的辐射相关研讨会

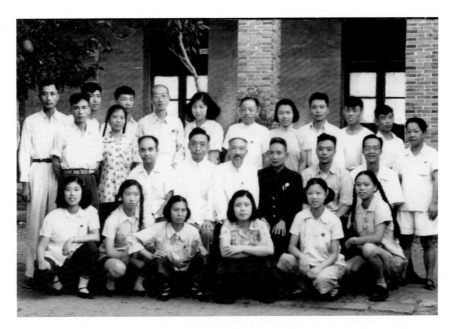

腹水草临床治疗组全体同志欢送各省代表临别留念
（吴正翔位于第三排右三）

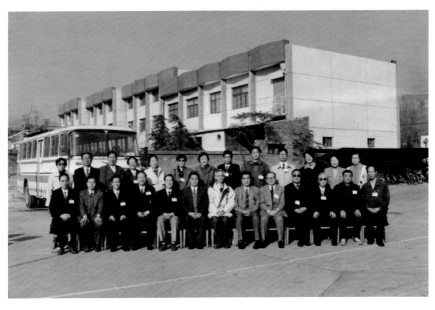

第二、三届中国中西医结合学会血液学专业委员会委员合影
（1995 年 11 月摄于北京）

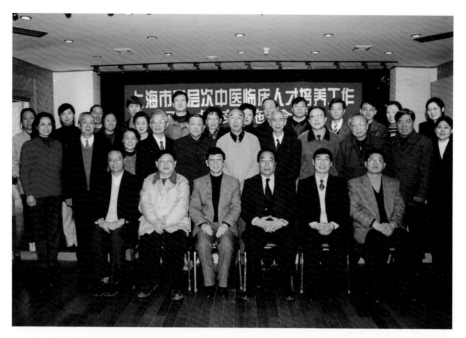

吴正翔被评为上海市高层次中医临床人才培养工作导师

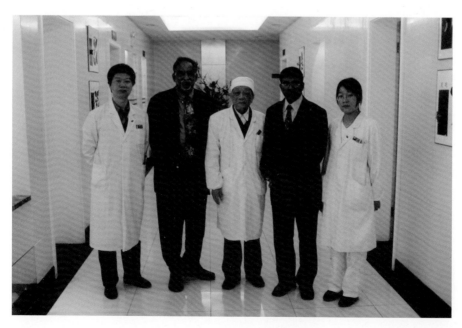

吴正翔（左三）接待东南亚医疗代表

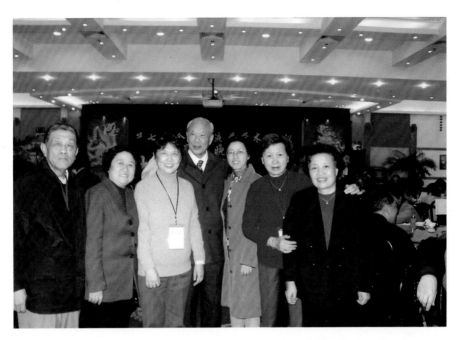

吴正翔（左一）与王振义院士（左四）参加学术研讨会的合影

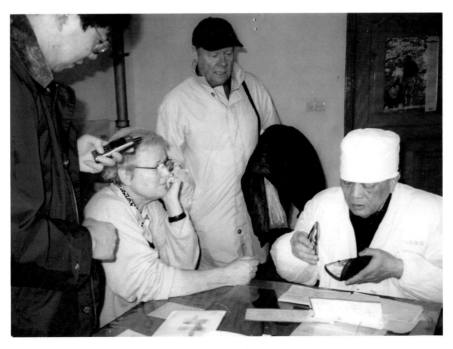

吴正翔诊治一位德国患者

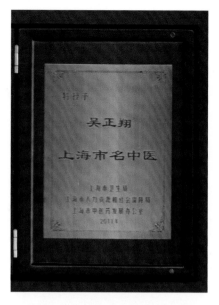

吴正翔上海市名中医证书

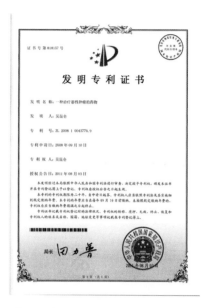

《一种治疗恶性肿瘤的药物》的
发明专利证书

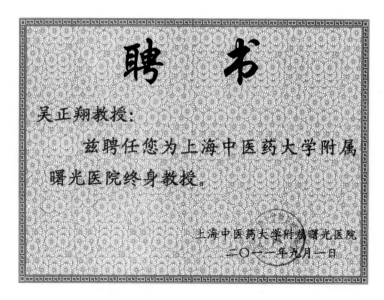

吴正翔被聘任为上海中医药大学附属曙光医院终身教授证书

名中医遣方用药丛书

吴正翔血液病遣方用药集萃

吴昆仑　吴　眉　主编

科学出版社

北京

内 容 简 介

本书包含中医治疗血液病临诊心悟、血液病治疗中常用的中药药对、贫血、恶性淋巴瘤、慢性粒细胞白血病、慢性淋巴细胞白血病、白细胞减少症、真性红细胞增多症、骨髓增生异常综合征、紫癜、膏方治疗血液病的临床应用。本书简述吴正翔教授的成长经历,系统介绍其运用中医学剖析各种血液病的病因病机、治疗原则、方药运用、用药宜忌等内容。每章围绕各个疾病的病证概述、病因病机、临床组方的运用进行详尽分析,并附有临床验案。

本书源于名老中医吴正翔教授几十年的临床实践经验,深入浅出,力求基础理论与临床实际相结合,可供中医临床医师、中医院校师生,以及热爱中医人士参考阅读。

图书在版编目(CIP)数据

吴正翔血液病遣方用药集萃 / 吴昆仑,吴眉主编. —北京:科学出版社,2019. 10

(名中医遣方用药丛书)

ISBN 978-7-03-062163-4

Ⅰ. ①吴… Ⅱ. ①吴… ②吴… Ⅲ. ①血液病—验方—汇编 Ⅳ. ①R289.5

中国版本图书馆 CIP 数据核字(2019)第 186079 号

责任编辑:陆纯燕 / 责任校对:谭宏宇
责任印制:黄晓鸣 / 封面设计:殷 靓

科 学 出 版 社 出版

北京东黄城根北街 16 号
邮政编码:100717
http://www.sciencep.com

南京展望文化发展有限公司排版
上海春秋印刷厂印刷
科学出版社发行 各地新华书店经销

*

2019 年 10 月第 一 版 开本:B5(720×1000)
2019 年 10 月第一次印刷 印张:9 插页:3
字数:146 000

定价:65.00 元
(如有印装质量问题,我社负责调换)

序

    在中华民族漫长的繁衍生息历程中,中医药在其防病治病过程中发挥了重要的作用,为中华民族的繁荣昌盛做出了重要贡献。随着对中医中药不断深入的认识,人们对中医中药治疗疾病的需求越来越高,中医药振兴发展迎来天时、地利、人和的大好时机。上海中医药大学附属曙光医院已建院110年余,历史悠久,中医底蕴浓厚,名医云集,人才辈出。吴正翔教授曾任我院大内科、血液科、血液研究室主任,被聘为终身教授;上海市名中医;曾被举荐任上海市卫生局高层次中医临床人才培养班导师;上海市中西医结合学会血液学分会第一届、第二届主任委员。吴正翔教授医学生涯经历丰富,致力于中医药临床及实验研究六十余载,年轻时受名医指导,之后在上海中医学院(现上海中医药大学)学习,毕业后在上海中医药大学附属曙光医院从事临床、教学和科研工作。吴正翔教授治医严谨精勤,学验俱丰,精中通西,擅长中西医结合诊断和治疗各种血液病,其娴熟经典,并通过临床实践灵活运用而有新的建树和发明,先后提出了温肾健脾益髓法治疗重型再生障碍性贫血;清肝化瘀法治疗慢性粒细胞白血病(慢性期);消瘀散积法治疗恶性淋巴瘤等学术观点,为中医治疗血液病积累了大量的临床资料。吴正翔教授为人淳朴谦和,资深智远,年高病缠之时仍不辍于临证,技艺精湛,用药精准,效验尤著,求治者遍及全国。

    为了传承吴正翔教授治疗血液病的学术思想,吴正翔名中医工作室的同仁共同携手,将吴正翔教授经验编撰成书——《吴正翔血液病遣方用药集萃》。该书行将面世,其内容翔实,体例新颖,不仅囊括了吴正翔教授的学风与医德,而且对常见血液病的临床治验总结得十分详尽，尤其所录治验，均有病状证候，诊治始末，处方用药，疗效预后，并附按语。临证实录，记叙自然，不加修饰，读来颇觉真切。该书乃是吴正翔教授长期从事中医临床实践之心得，阅之犹感传道授业解惑。鉴于该书实为一册中医治疗常见血液病不可多得的学习启迪读本，对读者有益，亦愿见与同道同行有所共勉，故愿为之以序。

上海中医药大学附属曙光医院院长

2019 年 3 月

前　言

　　家父吴正翔,少年起随师学医,辛勤跟师学业,后就读上海中医学院(现上海中医药大学),成绩不菲,毕业后留校行医于其附属曙光医院六十余载,尤重中医血液病的治疗研究,颇有心得体会,既善于运用现代医学实验检查诊断血液相关疾病,又善于使用中医理法方药治疗各种血液疾病,同时亦可灵活使用西药协同治疗,疗效深得患者和同行的认可。吴正翔受聘为上海中医药大学附属曙光医院终身教授,上海市名中医。余前段时间刚完成"上海市基层名老中医专家传承研究工作室"建设项目之一,编撰出版《名中医谈慢性病——月经不调》一书。该书出版过程中得到了科学出版社的帮助,出版后亦得到了读者的认可。中医中药在我国人民治病防病过程中发挥了重要作用,其中对多种血液疾病的某些阶段治疗更具其优势和疗效,深得患者的喜欢和选择。又经与之前家父的学生王运律教授、庞慧群教授、张晓天教授、后盾教授、余和平主任等工作室的同道商议,对家父治疗得心应手且疗效可著的疾病进行整理编撰,介绍家父运用中医学理论剖析各种血液病的病因病机、治疗原则、方药运用、用药宜忌等内容。意在进一步发掘、整理家父治疗血液病的学术思想和临床经验,希冀为加快血液病专业中医药人才队伍建设,更好地运用于临床,服务于社会,为百姓做出贡献。也希望本书成为专业院校学生及青年医生的有益参考书籍。

　　本书的出版得到上海市卫生健康委员会、上海市中医药发展办公室立项的"上海市基层名老中医专家传承研究工作室"建设项目基金的资助,上海中医药大学附属曙光医院周华院长特意为本书作序,一并致谢。

　　限于编者的水平,如不足之处,期待广大读者批评指正,以利于今后改进提高。

吴昆仑

2019 年 3 月

医 家 传 略

　　吴正翔(1932.12—2011.11)，男，浙江衢州人士。因幼年体弱多病，其家母在他 15 岁时，就把他送往当地名医叶佑生先生处学习中医，希望他将来掌握一定的医学知识以保全自己身体或帮助他人治病救命。叶家祖孙四代行医，精通中医内科和妇科疾病诊治，治学严谨，家中藏书甚多，还经营了两家中药店。自从拜叶佑生先生为师后，根据叶佑生先生的要求，少年时期的吴正翔在学习中医学知识之前，就阅读和背诵了大量的古典书籍，包括《论语》《大学》《孟子》《古文观止》等，这为他今后学习中医学知识打下了扎实的古代文学基础。同时，他也阅读了许多中医经典著作和历代名家医案，并抄录和整理了一部分名医论述。之后便跟随叶佑生先生坐堂、抄方、出诊，还在中药店中，学习辨识各种中草药及其主治功效。经叶佑生先生授业出师后，就开始行医诊治内科、妇科、儿科常见病、多发病。后又拜当地名中医王芝田为师，进一步学习中医知识。1949 年之后，参加了当地医师协会，经常去协会学习交流，在学习中华人民共和国建国初期中央卫生工作方针政策后颇受鼓舞，执业行医信心倍增。

　　1952 年 2 月，吴正翔参加浙江省衢州地区中医师学习西医进修班学习结业后，响应政府号召，参加浙东地区防治血吸虫病工作。1952 年 9 月至 1956年 9 月在浙江省常山县防疫站工作，参加急性血吸虫病和晚期血吸虫病肝硬化的医治。他目睹疫区农民深受血吸虫病之害，深感行医救人的责任，勤奋工作，刻苦钻研，并不断体会中医辨病辨证治疗的精髓，对内科杂病中的"臌胀""蛊胀""积聚"进行辨病辨证，积累临床经验。期间他参加了浙江省防治血吸虫病重点科研项目：用民间草医贡献出的单味药物腹水草(学名：爬岩红)治疗晚期血吸虫病肝硬化腹水的临床研究。他负责治疗的 72 个病例，经专家验证,肯定了腹水草有消腹水、缩脾脏的作用。1956年底总结评议获得国家卫生部嘉奖,他被评为"先进卫生工作者"。奖励的是上海第一医学院首版《实用内科学》,以及苏联高等院校编译出版的医学院校教学用书(精装本,共22册),如获至宝,倍受鼓舞,更增添了他学医的信心和责任。

1956年以调干学生的身份在浙江医学院(现为浙江大学医学院)参加考试,考入上海中医学院首届六年制医疗系。而后每年寒暑假回家乡或学院出门办学、下乡仍然坚持为患者诊治常见病、多发病。6年间系统学习了中医学和现代医学基础及临床各科知识,有的内容可谓温故知新,更多的是增加新知识,充实新内容,在继承和发扬祖国医药知识的基础上有了新的飞跃,取得了优异的成绩。1962年9月毕业后留校,在上海中医药大学附属曙光医院工作一生。1976年6月至1977年6月参加上海中医药大学附属曙光医院赴贵州省第四批医疗队,为当地群众诊疗疾病,为当地医护人员办班培训,受到赞誉。他坚持临床一线,终身从事医疗教学和科研工作,在门诊病房诊治大量的内科杂病,为急诊治疗和抢救大量急性病例。外感热性病诊治,取伤寒六经及温病卫气营血辨证,其中暑温(乙型脑炎)等治疗62例,治愈率达98%。1965年国家卫生部在上海召开全国防治乙型脑炎学术会议,他参加了大会交流。自1969年起吴正翔教授受上海中医药大学附属曙光医院乔仰先、吴翰香等先辈开展中医药治疗再生障碍性贫血、慢性白血病传承活动的影响,注重开展中医药治疗各种血液系统疾病实验研究工作,对内科疑难重症坚持"勤求古训,博采众长"的态度汇集各家之言,然就中医治疗血液系统疾病,侧重有所选择,如从《名医类案》发掘治疗慢性粒细胞白血病有效方药;从《金匮要略》《景岳全书》《古今图书集成医部全录》中发现虚劳成因理论,其阐述的诊疗方法可有效治疗急性和慢性再生障碍性贫血;而《济生方》之"热劳""急劳"又是治疗急性白血病的理论和依据。1981年在医院领导支持下率先建立血液病研究室,在有病房、门诊、实验室之后,不断运用中医药理论指导各类血液病治疗,并获得丰富经验。1980年,他带领的团队以健脾补肾法治疗慢性再生障碍性贫血181例,有效率91.4%,治愈率达到29.2%,并获得了上海市人民政府科技成果奖状。1986年血液病研究室开始招收硕士研究生,将中医治疗血液病临床经验与实验研究方法传授给年轻的一代,后学者多学有所成,在各自的领域发挥重要的作用。

吴正翔教授被聘为上海中医药大学附属曙光医院终身教授,曾先后担任上海中医药大学附属曙光医院内科学教研组副主任、中医大内科主任；血液科、血液病研究室副主任、主任；上海中医药大学附属曙光医院专家委员会副主任委员；上海中医药大学学位评定委员会中医内科、儿科、妇科专业委员会委员；上海市卫生局高层次中医临床人才培养班导师；上海市癌症康复俱乐部特别医学顾问；中国中西医结合学会血液学专业委员会第一至三届委员；上海市中西医结合学会血液学分会第一届、第二届主任委员，第三届顾问。1996 年即受聘成立上海中医药大学附属曙光医院名医工作室，2004 年起聘为上海中医药大学吴正翔名中医工作室导师，2011 年被评为上海市名中医。

吴正翔教授致力于中医临床及实验研究六十余年，既勤求古训，又重视临床实践，中医理法方药熟练精专，西医诊疗技术运筹帷幄。他主要从事中医药治疗血液病的临床及实验研究，擅长中西医结合诊断和治疗各种血液病，如各种难治性贫血，血小板减少及增多疾病，急、慢性白血病，淋巴瘤，骨髓增殖性疾病，骨髓瘤等。他先后研发了"补肾煎""清肝化瘀汤""青黛冰花散""消癥散 1 号""消癥散 2 号"等制剂；承担各级科研课题 6 项，其带领的团队和项目组曾获得上海中医学院科技成果一等奖、上海市高等教育局科技成果奖和上海市人民政府科技先进集体奖、上海市卫生局二等奖等多项荣誉。他发表了有关中医药学术论文 32 篇，编撰中医专业书籍 5 本，国家专利授权 1 项。其中《靛玉红与清肝化瘀汤联用治疗慢性粒细胞白血病对比观察》一文发表在1987 年 10 月《中医杂志（日文版）》上，并被转载入《中医药国际展览会及学术会议论文集》，同年 10 月本文在"汉方药与癌研讨会"上讲解，受到来自东南亚各国学者的广泛关注和好评。他所诊治的患者来自全国各地（含港、澳、台地区），以及德国、美国、日本等其他国家，也几乎每周受邀至沪上各大西医医院血液科进行会诊。

目●录

第一章
中医治疗血液病临诊心悟

　　对于中医学基础理论与临床实践的研究，吴正翔教授主张以辨证与辨病相结合为主线，既要辨病又要辨证。只有病、证合参，相须相应，才能选用适当方药，则治无不效。吴正翔教授认为，古之人辨病，限于历史条件，并不全面，若结合现代医学的检查方法，则对疾病的诊断更为精确。临床有见，当西医实验室或影像学检查确实有病，而患者无证或仅有轻微之证候，中医辨证、辨病均感棘手，此时必须结合西医之诊断，辨病与辨证之要旨在于求"本"，即分析主要矛盾及矛盾的主要方面。总之，以中医为主，西医为辅，两者有机结合，有利于临床明确诊断，防止误诊、漏诊。结合西医的诊查方法，补充、完善中医的辨证论治，从而启发治疗思路，丰富治疗方法。

　　吴正翔教授提倡治疗外感热病，必取伤寒辨六经与温病辨卫气营血及其主治方药的综合运用，立法注重扶正祛邪，攻补兼施。吴正翔教授治疗血液病并发外感热病者，将伤寒与温病知识进行有机地结合，兼收并蓄，取长补短，相互为用，在临床实践中展现了自己独特的风格。例如，在论治伤寒类疾病方面，他总是根据伤寒邪从外来，循六经传变规律，辨别其夹杂情况，随机应变，施以适当治法。对于温病的治疗，则于临诊中详细辨析证属风温或湿温。在辨证施治上，吴正翔教授采用伤寒辨六经与温病辨卫气营血相结合的办法，方药上强调在主治血液病的方药基础上，灵活应用治疗外感热病的经方与时方，以扶正祛邪，攻补兼施。

　　他认为辨病以标本缓急为要，注重气血津液，强调以辨明脏腑病症的部位为血液病辨证施治的核心，重视变证，急则治标。在血液病的治疗过程中，常发生发热、出血、贫血、头痛及恶心呕吐等各种变证，且病情急，来势凶猛，如处理不当或不及时，将会影响疗效，甚至导致死亡。这就要求我们必须分清证候的标本缓急,"急则治其标,缓则治其本"。如化疗后出现高热或出血,当先给予清热解毒凉血法治疗以治其"标",待出血止,高热退后再宜治其"本",或益气养血,或滋补肝肾等,这样才会收到事半功倍的疗效。血液病离不开气血津液,由于气血津液都是脏腑功能活动的物质基础,而它们的生成及运行有赖于脏腑的功能活动。因此,在病理上,脏腑发生病变可以影响到气血津液的变化;而气血津液的病变也必然要影响到脏腑的功能改变。所以说气血津液的盛衰可以反映脏腑功能的运行。吴正翔教授从长期的临床工作中体会到血液病也必然影响到脏腑的功能变化。与血液有关的脏腑常有脾、肝、肾,故吴正翔教授治疗血液病离不开脾、肝、肾三脏。

对于疗效的评价,吴正翔教授主张"因证论效"与"以病论效"结合才是作为血液病中医疗效评价的客观途径。"因证论效"与"以病论效"是两种不同的药效学原理,舍西医之"病"从中医之"证",或舍"因证论效"从"以病论效",都是片面的,是违背中医理论本旨的。他指出,按照"以病论效"原理来研究中药和方剂,可以开发中药和方剂新的治疗领域,发挥更广泛的作用,有利于走向世界,这是好的一面。但是,中医药几千年形成的与辨证论治相统一的"因证论效"是更基本的内容,包含着更深刻的机制和规律,具有更高的临床价值和科学价值。因此,两者必须结合起来才能作为中医疗效评价最为客观的途径,不可偏废。

吴正翔教授遣方用药长于灵活变通。根据其丰富的临床经验,吴正翔教授先后提出了温肾健脾益髓法治疗重型再生障碍性贫血;清肝化瘀法治疗慢性粒细胞白血病(慢性期);清营解毒法治疗急性白血病;消瘀散积法治疗恶性淋巴瘤;滋养肝肾、宁络止血法治疗特发性血小板减少性紫癜;健脾补肾养肝法治疗骨髓增生异常综合征等学术观点,具有很高的临床应用价值,部分疗效机制已获实验证实。

第一节　慢性再生障碍性贫血

吴正翔教授在乔仰先、吴翰香两位先辈用中医治疗再生障碍性贫血的基础上,开始运用温肾健脾法治疗重型再生障碍性贫血有所突破,并创制"补肾煎"。此方在临床应用至今。

吴正翔教授认为其发病以脾肾阳虚髓损为本,出血、瘀血、邪毒外感为标。大多数慢性再生障碍性贫血患者来诊时,表现为一段时间的神疲乏力,腰膝酸软,畏寒肢冷,唇甲色淡,纳差不欲食,寐欠佳,舌质淡,脉细弱。肾脾为先后天之本,脾之健运,化生精微,借助于肾阳的推动,脾阳根于肾阳。肾中精气亦有赖于水谷精微的培育和补养,才能不断充盈和成熟。脾肾相互资助,相互促进。临床上,大多数再生障碍性贫血患者就诊时脾肾亏虚的状态已经形成,脾虚运化无力,精微营养不充,肾中精髓得不到有效滋养,肾虚难以滋助脾阳,致脾阳难以健运。如此恶性循环,终致脾肾渐弱,精枯髓损。故治疗以健脾温肾益髓为本。而慢性再生障碍性贫血患者正虚日久,往往易感邪毒,损伤血络,出血、瘀血时有发生,表现为发热、出血、肌肤甲错等症状。故治疗以解表祛邪、凉血止血、活血化瘀为标。急则治其标,缓则治其本。然纵观再生障碍性贫血的治疗全过程,始终以治本为主,治标为辅。治标几日,治本几月,甚或数年。

第二节 特发性血小板减少性紫癜

张景岳在《景岳全书·血证》中对血证的内容做了比较系统的归纳,将引起出血的病机提纲挈领地概括为"火盛"及"气伤"两个方面。

吴正翔教授认为特发性血小板减少性紫癜多属热病紫癜,称"内伤发斑"。发热、紫癜多按卫气营血辨证,一般病在营分、血分,病位在肝、脾,发作时皮肤黏膜出现紫癜及瘀斑,此型多与血小板数量有关,治疗多以清热解毒,清营凉血,兼顾脾胃为主。而络伤出血者多按脏腑辨证,病位在肝、肾,发作时可出现月经经量过多、牙龈出血等,此型多与药物、病毒、外伤等有关,治疗多以滋养肝肾、宁络止血为主。若并发感染,加用清热解毒药物。瘀者,宜重在活血化瘀。另外,吴正翔教授还提出,慢性炎症可使血小板功能紊乱,引起血小板降低,故当慢性炎症与特发性血小板减少性紫癜同时存在时,要先清除慢性炎症。临床上,如慢性胃炎和特发性血小板减少性紫癜共存,盆腔炎与特发性血小板减少性紫癜共存,慢性胆囊炎与特发性血小板减少性紫癜共存等病例,用药时先清除并存的慢性炎症性疾病,再针对特发性血小板减少性紫癜本身的治疗,往往可以获得较好的临床疗效。

第三节 恶 性 淋 巴 瘤

实践证明,在放疗或化疗后采用中医中药扶正治疗,有利于疗效的巩固和机体免疫功能的恢复,并可减轻放疗、化疗对机体的毒性。本病属于中医学"癥积"的范畴,"脾为生痰之源",脾虚不能正常运化水液,水液不能布散,凝而为痰停滞于体内,患者多见面色虚黄,纳差,乏力。而痰邪致病广泛,变化多端,或结于颈部,或结于腋窝、腹股沟、纵隔内、腹膜后等处,痰郁日久化热生毒,并可迫津外泄,耗伤肾阴,故临床可见舌苔黄腻,自汗盗汗等症。针对此病机,吴正翔教授常用理气化痰之品,提出用消瘀散积治法治疗恶性淋巴瘤,常以吴氏消瘤散(自拟方)加用小金丸、冬凌草片,可使小部分早期且恶性程度低的病例痊愈或带瘤健康生存数十年,并可使大部分同时接受放、化疗的患者提高免疫力,改善临床症状,结束全程治疗,数年随访不复发。

第四节 骨髓增生异常综合征

吴正翔教授认为本病病位多在肝、脾、肾,肾生髓,肾虚阴阳受损,继而肝阴不足,脾弱气虚,痰毒、瘀血内生,复感外邪,着于脏腑经络,伤及气血,气血两亏,日久气阴两虚,进而阴阳两虚,然脾肾虚损为关键。故吴正翔教授临床治以健脾补肾养肝为常选之法,认为有形之血不能速生,无形之气所当急固,故健脾益气以大量太子参、黄芪为主,补肾以阴阳双补。健脾补肾不忘养肝,肝藏血,主疏泄,调节气机,在骨髓增生异常综合征患者的疾病发展过程中有着举足轻重的作用。而针对疾病本质虚实夹杂的现象,往往在原方的基础上加用清热解毒、凉血止血、泄毒散结、活血化瘀通络之品。同时结合常规西药联合治疗,常常获效。

第二章
血液病治疗中常用的中药药对

药对又叫对药、对子药、姐妹药,是中药配伍中的最小单位,是指中医临床上常配伍使用的相对固定的两味药,可相互促进增强药效,或者相互制约、调节以减轻毒副作用。药对通常以同类相须、相辅相成、相反相成、相制为用等原则进行配对。

药对具有深远的历史源流。远古时期,人们大多采用单方防治疾病,后来逐渐认识到单味中药在临床使用中具有一定的局限性:一是单味药药力单薄,对严重病情难免力有不逮;二是对复杂的病情,单味药无法全面照顾;三是某些药物具有一定的毒性,若不加他药予以佐制,则其应用受限。

"药对"一词最早见于《雷公药对》。该书成于公元 2 世纪初,是中国药学以药对命名的专著,也是七情相畏、相恶、相反最早的一部专著。而早在春秋战国时期中医学理论形成之前,即出现了药对的应用。医圣张仲景虽未直言药对,但对其应用颇有造诣,临证变通,自成条理,《伤寒杂病论》中以两味药配伍组方的就有 40 方。古代医籍《神农本草经》中论述"药有阴阳配合,子母兄弟",同时也记载了"七情和合"等配伍理论,《黄帝内经》中对药对雏形进行了记载。近代也有专门对药对配伍理论进行总结的专著,如《施今墨药对临床经验集》《中药药对大全》等。

药对经过配伍后,由于两药之间发生的化学反应使得主要药效成分种类、溶出率发生变化,从而达到增效减毒的目的。除此之外,还可能产生某些新的成分以扩大药物的治疗范围。除了药物的组成,合适的配伍比例是中药配伍理论的重要组成部分之一,配伍比例不当可能导致方剂的药效降低,甚至有可能产生不良反应,唯有合适的配伍比例才能充分发挥中药的治疗作用。

许多临床经验丰富的中医医家都有其一定的临床经验用药。除了对经典处方的运用得心应手,化裁层出,药效相符外,其中根据个人临床对某一味药物或某两味药物长期的配伍使用体会,其药物固定搭配,计量相对恒定,功效配伍得当,取长避短,君臣相佐,相辅相成,充分发挥理想的疗效,这在治疗肺系疾病中有之,在治疗脾胃病中有之。吴正翔教授在治疗血液病的临床实践中亦有经验积累,以下就吴正翔教授治疗血液病中常用的药对进行整理汇总。

第一节　菟丝子与制黄精

【常用剂量】　菟丝子 30 g,制黄精 15 g。

【功效】　补益肝肾,填精生血。

制黄精,味甘,性平;归脾、肺、肾经;补气养阴,健脾益肾。菟丝子,性辛,味甘、平;归肾、肝、脾经;补益肾精,补脾养肝。先天之本肾脏藏精,精血同源互化;后天之本脾脏运化,气血化生有源,罢极之本肝脏藏血,使血行其道营养全身。血液诸病之再生障碍性贫血、血小板减少症多因精血不生不藏而见血虚、出血等症状,菟丝子、制黄精药对补肝益肾健脾,使精血有所化生,且营养脏腑,促进骨髓生血,有利于脾之统血和肝之藏血,则诸症可除。

【适应证】　①肝肾不足,血虚不荣所致的贫血等症;②肾虚不固,精血不藏所致的出血,瘀斑等症。

【禁忌证】　阴虚火旺,大便干燥,小便赤黄者不宜服用。

【现代研究】　菟丝子能增强离体蟾蜍心脏的收缩力,能够增强心率并降低血压,并有明显的提高免疫力作用。制黄精对于实验性结核病及淋巴结肿大的豚鼠具有显著的抑菌效果,且能改善健康状况,增强免疫功能。将黄精煎剂给小鼠灌胃($6 \text{ g} \cdot \text{kg}^{-1} \cdot \text{d}^{-1}$)连续 10 天,可升高红细胞膜 $Na^+ - K^+ - ATP$ 酶的活性。

第二节　炙龟甲与炙鳖甲

【常用剂量】　炙龟甲 15~30 g,炙鳖甲 15~30 g。宜先煎。

【功效】　滋阴潜阳,养血补心,软坚消结。

炙龟甲,味咸、甘,性微寒;归肾、心、肝经;滋阴潜阳,益肾健骨,养血补心。炙鳖甲,味咸,性微寒;归肝、肾经;滋阴潜阳,软坚散结。血液病后期易出现阴血亏虚而致的惊悸,失眠,健忘。该药对入心、肾经,可养血补心,安神定志。炙龟甲与炙鳖甲均能滋养肝肾之阴,平肝潜阳,同治肾阴不足,虚火亢旺所致诸症。该药对配伍中若重用炙龟甲意在以养血益精为主,重用炙鳖甲则以软坚消结为主。

【适应证】　① 肝肾阴虚证所致的阴虚内热,阴虚风动,阴虚阳亢诸证。② 阴血亏虚,惊悸,失眠,健忘。③ 癥瘕积聚。

【禁忌证】　痰湿重浊者慎用。

【现代研究】　炙龟甲、炙鳖甲均含有动物胶、角蛋白、脂肪、骨胶原多种氨基酸及微量元素,能改善"阴虚"证病理动物功能状态,使之恢复正常;能增强免疫功能;有解热,补血,镇静,抗凝血等作用。龟甲胶能使白细胞增多;鳖甲能促进造血功能,提高血红蛋白含量。

第三节　藿香与佩兰

【常用剂量】　藿香(后下)6~9 g,佩兰 6~12 g。

【功效】　清热化湿,健脾运浊。

藿香,味辛,性微温;归肺、脾、胃经;化湿止呕解暑。佩兰,味辛,性平;归肺、脾、胃经;化湿解暑。脾胃为气血化生之源,《灵枢·决气》中论述"中焦受气取汁,变化而赤,是谓血"。若中焦脾胃虚弱,不能运化水谷精微,造成血液化生无源,则会导致血虚诸证。该药对健脾化湿,运化中焦,使中焦气机升降调达,脾胃功能正常而使气血化生有源,从而气血充沛调达,诸证自愈。

【适应证】　湿阻中焦,脾胃虚弱证所致的血虚诸证。

【禁忌证】　阴虚血燥者不宜用。

【现代研究】　现代药理学表明,藿香、佩兰具有解痉、镇痛、镇吐、镇静作用,并能增强胃肠道吸收功能,阻断过敏反应。

第四节　苍 术 与 白 术

【常用剂量】　苍术 9~15 g,白术 10~30 g。

【功效】　健脾益气,燥湿利水。

苍术,味辛、苦,性温;归脾、胃、肝经;燥湿健脾,祛风散寒。白术,味苦、甘,性温;归脾、胃经;益气健脾,被誉为"补气健脾第一要药"。中焦如沤,泌糟粕,蒸津液,化精微,易受湿邪侵袭而运化不利,导致气血化生无源,则出现血虚、血滞等症状。该药对健脾益气,燥湿利水,运化消除中焦脾胃湿邪,使气机调达,精血化生则全身血液荣而不虚,行而不滞,营养全身。临床使用中,湿重便秘者选生白术配对;便溏脾虚者则选炒白术配对之。

【适应证】 湿阻中焦,运化失健而致的血虚、血滞诸证。

【禁忌证】 热病伤津及阴虚燥渴者不宜服用。

【现代研究】 白术、苍术中都含有挥发油。现代药理研究表明,白术能促进细胞免疫功能,有一定使白细胞增多的作用,还能保肝、利胆、降血糖、抗血凝、抗菌、抗肿瘤;同时具有一定的镇静作用。

第五节 炮姜与莲子肉

【常用剂量】 炮姜炭 6~15 g,莲子肉 15~30 g。

【功效】 健脾益肾,益气养血。

炮姜,味辛,性热;归脾、胃、肾经;温经止血,温中止痛。莲子肉,味涩、甘,性平;归脾、肾、心经;益肾固精,补脾止泻,养心安神。久病机体虚衰,脾气亏虚,脾阳不振,肾气不固皆可出现衄血、尿血、皮下瘀斑等血虚症状。该药对入心、肾经,能养心血,益肾、脾,同时味甘补脾,心、脾、肾同补,益气养血,血荣则气充,气行则血畅,气血充沛调达则诸证自愈。

【适应证】 脾不统血证所致的出血诸症;肾虚不固而致的血虚失眠、惊悸;脾肾阳虚大便溏腻等症。

【禁忌证】 实热大便干结者慎用。

【现代研究】 炮姜能显著地缩短出血和凝血时间。

第六节 合欢皮与夜交藤

【常用剂量】 合欢皮 15~30 g,夜交藤 15~30 g。

【功效】 疏肝宁心,养血安神。

合欢皮,味甘,性平;归心、肝、肺经;解郁安神,活血消痈。夜交藤,味甘,性平;归心、肝经;养血安神,祛风通络。血病诸证久则耗气伤精,脏腑不和,易出现心悸,心神不宁,失眠多梦等症状。该药对入心、肝二经,养阴血,安五脏,和心志,能够解郁疏肝,养血宁心,能有效改善阴虚血少症状,尤适宜贫血,心血亏虚而夜寐不安诸症。

【适应证】　阴虚血少所致的心神不宁,失眠多梦;血虚身痛,皮肤痒疹诸症。

【禁忌证】　孕妇慎用。

【现代研究】　现代药理表明,该药对能有效促进免疫功能,并有镇静催眠作用。

第七节　女贞子与墨旱莲

【常用剂量】　女贞子 9~15 g,墨旱莲 15~30 g。

【功效】　补肝滋肾,凉血止血。

女贞子,味苦、甘,性凉;归肝、肾经;滋补肝肾,乌须明目。墨旱莲味甘、酸,性寒;归肝、肾经;滋补肝肾,凉血止血。《本草正义》中描述墨旱莲"入肾补阴而生长毛发,又能入血,为凉血止血之品",血热诸证,血不行其道,迫而妄行,造成各种出血症状,久则耗阴伤血。该药对甘寒,入肝、肾二经,能补益肝肾之阴而养血生血,又能凉血止血,乌须明目。

【适应证】　肝肾阴虚所致的目暗不明,须发早白,眩晕耳鸣,失眠多梦等症;阴虚血热所致的失血证。

【禁忌证】　脾胃虚寒泄泻者慎用。

【现代研究】　墨旱莲及女贞子均具有提高机体非特异性免疫功能。墨旱莲能够消除氧自由基以抑制 5 -脂氧酶,保护染色体,保肝,促进肝细胞再生;女贞子能够对化、放疗所致的白细胞减少具有升高作用。该药对同时具有镇静、镇痛、止血、抗菌、抗癌等作用。

第八节　藕节炭与侧柏炭

【常用剂量】　藕节炭 20~30 g,侧柏炭 20~30 g。

【功效】　收敛止血。

藕节炭,味甘、涩,性平;归肝、肺、胃经;收敛止血。侧柏炭,味苦、涩,性寒;归肺、肝、脾经;凉血止血。《本草纲目拾遗》中描述藕节炭"散一切瘀血,生一切新血"。该药对味涩收敛,既能收敛止血,又能化瘀行血,具有止血而不留瘀的特点,可用于再生障碍性贫血、血小板减少性紫癜等各种出血之证,对吐血、咳血、咯血等上部出血病证尤为多用。

【适应证】 血热出血证。

【禁忌证】 阴虚肺燥者慎用。

【现代研究】 侧柏炭中槲皮素和鞣质,藕节炭中天冬酰胺和鞣质,均能有效缩短出血时间和凝血时间。

第九节 巴戟天与淫羊藿

【常用剂量】 巴戟天9~15 g,淫羊藿9~15 g。

【功效】 补肾助阳,固精养血。

巴戟天,味辛、甘,性微温;归肝、肾经;补肾助阳。淫羊藿,味辛、甘,性温;归肝、肾经;温肾壮阳。肝血肾精充足则五脏调和,机体功能正常,血证多有血虚精亏之本虚证。该药对补肾益精,强筋骨,安五脏,补中,益气而生血补血,对各类贫血(包括再生障碍性贫血)及其他血液疾病出现血虚,证属肾阳亏虚者均可选用。

【适应证】 精血亏虚证所致的阳痿不举,宫冷不孕;血虚不荣证所致的肢体麻木,风寒湿痹。

【禁忌证】 阴虚火旺者不宜。

【现代研究】 该药对有明显的促肾上腺素皮质激素样作用,同时淫羊藿具有降血压作用,可治疗由血压升高引起的出血症状。

第十节 党 参 与 黄 芪

【常用剂量】 党参9~30 g,黄芪9~30 g。

【功效】 补肺健脾,益气生血。

党参,味甘,性平;归脾、肺经;补气益脾肺,养血生津。黄芪,味甘,性微温;归脾、肺经;补气健脾,升阳举陷。血为气之母,气为血之帅,血能生气,气能摄血。若血虚则气滞,出现血瘀诸症;气虚则不摄血,血溢脉外,出现各种出血症状。该药对味甘,性平,归脾、肺二经,以补脾肺之气为主要作用,同时又能生血,使血能载气,气能摄血,适宜诸多血液病久病体虚见有贫血出血等症。

【适应证】　肺脾气虚证所致的体虚怠倦或脾虚不能摄血所致的失血证;气血两虚证所致的气虚不能生血,或血虚无以化气而见的心悸,头晕,面色萎黄等。

【禁忌证】　据《中华人民共和国药典》记载,该药对中党参不宜与藜芦同用;气滞湿阻、胸满食滞、阴虚火旺等证不宜使用。

【现代研究】　党参对动物有短暂的降压作用,能显著升高兔的血糖,升高动物红细胞、血红蛋白、网织红细胞,又能促进凝血,使血浆再钙化时间明显缩短。而黄芪能改善动物贫血现象,在细胞培养中可使细胞数明显增多,细胞生长旺盛,寿命延长;能保护心血管系统,扩张冠状动脉和外周血管,降低血压,降低血小板黏附力,减少血栓形成;同时该药对具有降血脂,抗氧化,延缓衰老,抗辐射作用。

第十一节　肉苁蓉与何首乌

【常用剂量】　肉苁蓉 15~30 g,何首乌 10~30 g。

【功效】　补肾益精,养血润肠。

肉苁蓉,味甘、咸,性温;归肾、大肠经;补肾助阳、益精血,润肠通便。何首乌,味苦、甘、涩,性微温;归肝、肾经;制用补益精血,生用解毒截疟,润肠通便。血证若精血久亏,则无以滋润肠道,导致津少肠燥便秘,若年老体弱血虚之人则更甚。该药对甘、咸、质润入大肠,同时甘温助阳,咸入肾,既补肾阳,又益精血,为补阳益阴之配。该药对对血液系统疾病之血虚精亏,便秘肠燥,发枯脱发者适宜。

【适应证】　肾阳亏虚,精血不足证所致的阳痿早泄,血虚津少肠燥便秘,头晕眼花,须发早白等症状。

【禁忌证】　阴虚火旺及大便溏泻者不宜服用。

【现代研究】　何首乌对脾脏有增重趋势,同时能升高白细胞,对抗泼尼松免疫抑制作用及所致的白细胞减少,还有促进淋巴细胞转化作用。

第十二节　龙胆草与青黛或大青叶

【常用剂量】　龙胆草 6~15 g,青黛 10~30 g 或大青叶 15~30 g。

【功效】　清肝泻火,凉血消斑。

龙胆草,味苦,性寒;归肝、胆经;清热燥湿,泻肝胆火。青黛,味咸,性寒;归肝经;清热解毒,凉血消斑。大青叶,味苦,性寒;归心、胃经;清热解毒,凉血消斑。肝主藏血,若肝火旺盛迫血妄行,则易出现皮下瘀斑、鼻衄、牙衄、尿血等出血症状。该药对苦、寒、泻肝火,清肺热,凉血止血,能够有效减少出血,白血病、淋巴瘤患者的血常规指标升高、发热、出血等症候配伍使用。

【适应证】　热入营血,温毒发斑证。该药对入血分凉血消斑,气血两清,可治疗热入营血,气血两燔诸证;血热吐衄诸症。

【禁忌证】　脾胃虚寒者慎用。

【现代研究】　龙胆碱有镇静、松弛骨骼肌作用,大剂量龙胆碱有降压作用,并能抑制心脏,减缓心率。大青叶中含有的靛玉红有显著地抗白血病作用。青黛中亦含有靛玉红,对动物移植性肿瘤有中等强度的抑制作用,具有抗癌功效。

第十三节　石见穿与石打穿

【常用剂量】　石见穿 10~20 g,石打穿 10~20 g。

【功效】　清热解毒,散结消肿。

石见穿又名紫参,味苦,性微寒;归肝、脾经;活血化瘀,清热利湿,散结消肿。《本草纲目》记载:主骨痛,大风,痈肿。《江苏药材志》记载:治瘰疬。石打穿又名黄毛耳草,味苦,性平;归心、肝经;清热利湿,消肿解毒,主治湿热黄疸,肾炎水肿,疮疖肿毒,外伤出血等。《本草纲目拾遗》记载石打穿治疗噎膈极效。临床多运用该药对配合使用,治疗血液系统的恶性淋巴瘤及食道癌、胃癌、直肠癌、肝癌等实体瘤。

【适应证】　肿瘤术后或无法进行手术治疗的肿瘤患者。

【禁忌证】　阴虚内热者慎用。

【现代研究】　石见穿的化学成分种类繁多,多糖类能够抑制肝癌细胞株

SMMC－7221 的生长,且随着剂量的增加而抑制作用增强,齐墩果酸和熊果酸均可抑制肿瘤细胞的生长,并具有抗人肺癌细胞增殖和侵袭作用,且能诱导癌细胞死亡。

第十四节　蒲黄与制大黄

【常用剂量】　蒲黄(包煎)6~15 g,制大黄 3~9 g。

【功效】　清热解毒,凉血止血。

蒲黄,味甘,性平;归肝、心包经;收敛止血,祛瘀止痛。炒用止血,生用化瘀止痛。制大黄,味苦,性寒;归脾、胃、大肠、肝、心包经;泻下攻积,清热泻火,凉血解毒,逐瘀通经。此药对苦降,能使上炎之火下泄,具有清热泻火,凉血止血之功能。临床上无论再生障碍性贫血之出血,还是血小板疾病之出血,相伍为用多效。

【适应证】　血热妄行之吐血、衄血、咯血;瘀血诸症;血淋、尿血等。

【禁忌证】　脾胃虚弱或孕妇者慎用。

【现代研究】　蒲黄水浸液、煎剂或 50%乙醇浸液均有促进凝血作用,且作用显著而持久,蒲黄多种制剂都能降低血压,减轻心脏负荷,增加冠状动脉血流量,改善微循环,减轻心肌缺血性病变。

第十五节　山慈菇与蛇六谷

【常用剂量】　山慈菇 9~15 g,蛇六谷(包煎)9~15 g。

【功效】　清热解毒,消痈散结。

山慈菇,味微辛,性凉;归肝、脾经;清热解毒,软坚消结。蛇六谷,味辛,性温,有毒,宜久煎;归肺、肝、脾经;化痰散积,行瘀消肿。该药对合用化痰消结,行瘀散积,治疗恶性淋巴瘤、白血病、淋巴结肿痛等。

【适应证】　癥瘕痞块,痈疽疔毒,瘰疬痰核。

【禁忌证】　正虚体弱者慎用。

【现代研究】　山慈菇含有秋水仙碱等多种生物碱,是抗癌的有效物质。近年研究表明,秋水仙碱的衍生物——秋水仙酰胺的抗癌活性更强,故广泛用于治疗多种癌症。蛇六谷亦为抗癌良药,对于白血病、淋巴瘤、甲状腺癌等多

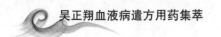

种癌症都有不同程度的抑制作用。

第十六节　桑葚与莲子肉

【常用剂量】　桑葚 9~15 g,莲子肉 15~30 g。

【功效】　滋阴补血,益肾固精。

桑葚,味甘、酸,性寒;归肝、肾经;滋阴补血,生津润燥,《本草经疏》论其为"凉血补血益阴之要药"。莲子肉,味甘、涩,性平;归脾、肾、心经;补脾止泻,益肾固精,养心安神。精血同源,精亏血无以为生,血虚精无以为化,精亏血虚则生血虚诸证。该药对固肾精而滋阴血,使精血充沛则诸症自愈。

【适应证】　肝肾阴虚证之头晕耳鸣,须发早白,目暗昏花等症状;津伤口渴,肠燥便秘等症状。

【禁忌证】　大便溏薄者慎用。

【现代研究】　桑葚有中度促进淋巴细胞转化的作用;促进青年小鼠体液免疫功能的作用;还有预防环磷酰胺所致白细胞减少的作用。

第十七节　茜草与紫草

【常用剂量】　茜草 10~15 g,紫草 10~15 g。

【功效】　清热解毒,凉血止血。

茜草,味苦,性寒;归肝经;凉血止血,化瘀通经。茜草在临床应用时,止血多选炒炭,活血祛瘀则多选生者。紫草味甘,性寒;归心、肝经;清热凉血,解毒透疹消癍。血热、血瘀诸证多见紫癜、皮下瘀斑,该药对味苦,性寒,既能清肝凉血,又能活血止血,能有效消除瘀斑,改善紫癜症状。再生障碍性贫血、白血病、血小板疾病等症见热入营血、瘀斑出血选用可效。

【适应证】　血热妄行或血瘀脉络之瘀斑出血证;温病血热毒热,斑疹紫黑,麻疹不透。

【禁忌证】　脾虚便溏者慎用。

【现代研究】　紫草具有一定的抑菌抗炎作用,还能阻止肝素的抗凝血,有一定的抗肿瘤作用;茜草能缩短凝血时间,有明显地促进血液凝固而起到止血作用,茜草的粗提取物具有升高白细胞的作用。

第三章
贫　血

第一节　概　述

　　贫血(anemia)是指人体外周血红细胞容量减少,低于正常范围下限的一种常见的临床症状,是许多疾病的一种临床表现,也是一组疾病的综合征。由于红细胞容量测定较复杂,临床上常以血红蛋白(Hb)浓度来代替。我国贫血标准为海平面地区血红蛋白低于下述水平诊断为贫血:6个月至6岁以下儿童110 g/L,6~14岁儿童120 g/L,成年男性120 g/L,成年女性110 g/L,孕妇100 g/L。血红蛋白>90 g/L为轻度贫血,60~90 g/L为中度贫血,30~60 g/L为重度贫血,<30 g/L为极重度贫血。值得注意的是,高原地区居民血红蛋白正常值较海平面者高;血容量的变化也可以影响红细胞、血红蛋白检测结果,如脱水、失血所致的血液浓缩,可能掩盖贫血;妊娠晚期、充血性心力衰竭、水肿等使血容量扩张,可能导致稀释性假性贫血。

　　中医学尚无贫血病名,现代中医学多以"虚劳""血虚""萎黄""虚黄""髓劳"等病证概括。贫血性疾病属于中医学"虚劳"范畴,1997年《中华人民共和国国家标准·中医临床诊疗术语疾病部分》明确了"血劳""髓劳"病名。血劳指因先后天亏损,血液生化不足,或因失血、溶血等耗伤血液,以致营血亏少,脏腑失其濡养;以面白舌淡,眩晕心悸,血红细胞少,血红蛋白量低为主要表现的痨病类疾病。髓劳是指因先后天不足,精血生化无源,或因有毒药物及理化因素伤正,邪毒瘀阻,新血不生;以出血、血亏、面色无华、唇甲苍白、全血细胞减少、易染邪毒为主要表现的痨病类疾病。西医临床上,这一类血液病多见于营养不良性贫血、慢性病贫血、溶血性贫血、再生障碍性贫血、骨髓增生异常综合征等。流行病学统计,在我们国家,贫血的患病率目前平均在20.1%左右,但 2 岁以下儿童则高达 31.1%，老年人高达 29.1%。

第二节　病因病机认识

一、现代医学对贫血病因病机的认识

（一）外周源性贫血

因外周全血细胞丢失过多、破坏过多，或造血原料不足等因素而致的贫血，如营养不良性贫血、慢性病贫血、继发性贫血、多数慢性溶血性贫血等，此类疾病非骨髓造血异常所致。

（二）骨髓源性贫血

造血干细胞、骨髓造血微环境的异常，致使骨髓增生减低及骨髓无效造血所致的贫血，如再生障碍性贫血、骨髓增生异常综合征等。

二、中医对贫血病因病机的认识

吴正翔教授认为，引起贫血的原因繁杂，需全方位考虑，找准病因确定机制，才能准确的辨证论治。

1. 先天禀赋不足（以致精血亏虚）

外感六淫、邪毒直中、情志失调、饮食不节、房劳过度、久病失治等致使先后天亏损，血液生化不足；或因有毒药物及理化因素伤正，邪毒瘀阻，新血不生；或因失血、溶血等耗伤血液，以致营血亏少；机体气血阴阳耗伤，脏腑失其濡养，继而伤及脏腑功能，导致精血生化乏源或耗损过度而致血虚。中医学认为，心主血、肝藏血、脾统血、肾藏精、肺主气，三焦为元气、津液的流通通道，故贫血的发生与心、脾、肝、肾、肺的功能失调、脏腑虚损密切相关。在肾之命火温煦及肺朝百脉、主治节的作用下，各脏充分发挥着调节血液的功能，如心主血、肝藏血、脾统血。

2. 脾肾亏虚

血的生成与脾、肾关系密切，《灵枢·决气》曰："中焦受气取汁，变化而赤，是谓血。"《景岳全书》谓："血者，水谷之精也，源源而来，生化于脾。"《诸病源候论》曰："肾藏精，精者，血之所成也。"可见肾为先天之本，主骨生髓，是气血生化之根本;脾为后天之本,水谷之海,气血化生之源。脾虚则气血生化无源,肾虚则精气不足,无以生髓化血,导致骨髓造血功能低下或造血功能紊乱。肾阳根于肾阴,具有温养脏腑的功能。一方面是肾精虚损,导致肾阳不振,进而不能鼓动骨髓造血;另一方面是由于肾精亏虚,虚热内生,耗损阴津,日久精枯髓竭,无以化气生血。

3. 邪入骨髓

火热邪毒乘虚浸淫骨髓,导致骨髓枯涸,伤血、动血。贫血多缠绵不愈,"久病入络",瘀血久留不去,可致髓海瘀阻,影响骨髓造血,所谓"瘀血不去,新血不生"之理。瘀血既是贫血发病过程中的病理产物,可出现在贫血发病过程中的任何一个阶段,同时又可作为一种致病因素而加重出血,诱发感染,形成恶性循环,变证百出,缠绵难愈。

4. 失血、耗血过多

因火伤血络或劳作过度致失血、耗血而贫血。火有虚实之分:外感风热燥火,湿热内蕴,肝郁化火等均属实火;而气虚阴火和阴虚火旺则属虚火。外感风热或风寒化热,灼伤肺络则咳血、衄血;饮食辛辣或不节,助湿生热,损伤胃络则便血、呕血;肾精亏损,虚热内生,灼伤下焦,血渗膀胱则尿血;肾亏火衰,火不归源,无根之火浮炎于上,阴阳不相为守,则血行障碍,错行脉外;脾虚气弱,阴火内生,灼伤血络,则见衄血。各种原因引起的内外出血。外出血通常由意外损伤或手术失败而导致止血不及;内出血一般见于呕血、便血等。女性患者则可见于月经过多和分娩时失血过多;劳作过度、大病久病消耗精气;或大汗、吐利、出血损伤阳气阴液;又有强力努挣能耗伤气血,久之则气虚血亏。儿童、妊娠期妇女胎儿发育过快,造成的需要超过生成,均可造成耗血过多。

第三节 贫血类别举例

一、按贫血进展速度

贫血分为急、慢性贫血(病程<6个月为急性贫血;≥6个月为慢性贫血)。

二、按红细胞形态

贫血分为大细胞性贫血、正常细胞性贫血和小细胞低色素性贫血。

三、按血红蛋白浓度

贫血分为轻度、中度、重度和极重度贫血。

四、按骨髓红系增生情况

贫血分为增生性贫血(如溶血性贫血、缺铁性贫血、巨幼细胞贫血等)和增生低下性贫血(如再生障碍性贫血)。

第四节 临 床 表 现

症状的轻重取决于贫血的速度、贫血的程度和机体的代偿能力。最突出的体征是面色苍白,溶血性贫血者有黄疸。症状有头晕、耳鸣、乏力、失眠、多梦;心悸、胸闷、气短,活动后加重;食欲不振、恶心、腹胀;月经紊乱;引起贫血原发病的相关症状;血管内溶血常有血红蛋白尿(葡萄酒色、酱油色);舌淡,脉象主要以细脉、滑脉、弱脉、沉脉、弦脉多见。

第五节 检 查

一、血常规检查

有无贫血及贫血严重程度,是否伴白细胞或血小板数量的变化,依据红细胞参数,即平均红细胞体积(MCV)、平均红细胞血红蛋白量(MCH)及平均红细胞血红蛋白浓度(MCHC)等,可对贫血进行红细胞形态分类,为诊断提供相关线索。

网织红细胞计数(RET)间接反映骨髓红系增生及代偿情况。① 增生性贫血:RET 升高,常见于溶血性贫血、缺铁性贫血、巨幼细胞贫血、急性失血等;② 增生不良性贫血:RET 减少,见于再生障碍性贫血、白血病、各种骨髓浸润等。

外周血涂片可观察红细胞、白细胞、血小板数量或形态改变,有无疟原虫和异常细胞等。

二、骨髓检查

骨髓细胞涂片反映骨髓细胞的增生程度、细胞成分、比例和形态变化。骨髓活检反映骨髓造血组织的结构、增生程度、细胞成分和形态变化。骨髓检查对某些贫血、白血病、骨髓坏死、骨髓纤维化或大理石样变、髓外肿瘤细胞浸润等具有诊断价值。必须注意骨髓取样的局限性,骨髓检查与血常规有矛盾时,应做多部位骨髓检查。

骨髓检查包括骨髓涂片、外周血涂片及相关特殊检测,可对大部分血液病做出诊断:① 判断增生情况;② 各系细胞比例、形态有无异常;③ 有无异常细胞和寄生虫;④ 可行造血细胞免疫表型、组化染色、染色体核型及某些血液病相关基因的检查。

三、贫血的发病机制检查

如缺铁性贫血的铁代谢及引起缺铁的原发病检查;巨幼细胞贫血的血清叶酸和维生素 B_{12} 水平测定,以及导致此类造血原料缺乏的原发病检查;失血性贫血的原发病检查;溶血性贫血可发生游离血红蛋白增高、结合珠蛋白降低、血钾增高、间接胆红素增高等。有时还需进行红细胞膜、酶、珠蛋白、血红蛋白、自身抗体、同种抗体或阵发性睡眠性血红蛋白尿(PNH)克隆等检查;骨髓造血细胞的染色体、抗原表达、细胞周期、基因等检查;T 细胞亚群及其分泌的因子或骨髓细胞自身抗体检查等。

第六节 诊 断

综合分析贫血患者的病史、体格检查和实验室检查结果,即可明确贫血的病因或发病机制,从而做出贫血的疾病诊断。

第七节 治 疗

一、西医治疗

寻找病因进行针对性治疗是最重要的。急性大量失血应积极止血,同时迅速恢复血容量并输红细胞纠正贫血。营养性贫血可以通过补充缺乏的营养物质进行治疗,如缺铁性贫血补充铁剂及治疗导致缺铁的原发病;巨幼细胞贫血补充叶酸或维生素 B_{12}。非营养性贫血治疗则比较复杂,自身免疫性溶血性贫血采用糖皮质激素等免疫抑制剂治疗为主;慢性再生障碍性贫血则以环孢素联合雄激素为主;遗传性贫血,如范科尼贫血,可采用造血干细胞移植进行治疗。

二、中医辨证论治

(一)中西贯通,辨病辨证结合

吴正翔教授认为首先辨明疾病,然后辨病的证候属性,病证既明,再辨古今专方、专药的应用。中医辨证与西医辨病相结合是中西医结合诊治疾病的基本思路与方法,能全面准确地认识疾病的共性和个性,辨病有助于提高辨证的预见性、准确性,重点在全过程;辨证又有助于辨病的个体化、针对性,重点在现阶段。提倡借鉴现代医学对血液病的认识而用于中医辨病,紧扣血液病核心病机,寻求该病种与其他疾病不同的病因病机特征,进而指导辨证处方。在传统望、闻、问、切等感官察觉、收集辨证信息的同时,应充分融入现代理化指标,综合进行辨证施治,拓展中医辨证的范围及概念。治疗上辨病与辨证要相结合,强调要对血液病内在病机进行深入探究发掘。中西贯通,辨病辨证结合体现在专病、专方、专药与辨证用药相结合;专证、专方、专药与辨病用药相结合;传统的中医辨病与辨证论治相结合。如再生障碍性贫血与骨髓增生异常综合征按一般中医理论辨治都可见气血亏虚之象,均可补气生血,但按西医学认识骨髓增生异常综合征为恶性疾病,与再生障碍性贫血这样的良性疾病性质不同。中医辨治基于这一认识,认为骨髓增生异常综合征应有邪毒致瘀的病机存在,故在辨治时可加入解毒祛瘀消癥药物。验之临床,与单纯补气养血相比,可以提高治疗效果。溶血性贫血与营养性贫血都可见血虚表现,均可益气养血,但前者有免疫亢进、血细胞破坏过多的病理机制,故可配合活血化瘀调节免疫治疗。血液病诊断复杂,有时甚至难以确诊具体疾病,这就增加了中医诊治的难度,尤其是对预后的判别。但中医辨治具有自身的优势,利用中医学的四诊合参,常常能对疾病的严重程度及预后好坏做出一定的判断。如患者面色惨白,形疲气短,高热,纳少,全身多处出血,舌如镜面,脉虚大,都是疾病预后不良的表现。

(二)辨证用药脾、肾并重

先天为根,后天为本。《黄帝内经》曰:"治病必求于本。"《医法心传》曰:

"凡治病不外先天、后天,固以脾、肾为主矣。"先天、后天得以补益而充实旺盛,则诸虚劳损皆因治本而得痊愈。因此,补益脾肾在五脏补法中居于首要地位。补益先天、健运后天,两者不可偏废,补肾健脾应摆到同等重要的位置。当然,在临床治疗中并非各取五成,而是根据脾、肾病机侧重何脏、症状孰轻孰重,仔细权衡,有机和合,方可达到科学组方遣药而增进疗效。治先天根本,则有水火之分。水不足者,用六味丸,壮水之主以制阳光;火不足者,用八味丸,益火之源以消阴翳。用药还需阳中求阴,阴中求阳,《景岳全书·血证》中有言:"人有阴阳,即为血气。阳主气,故气全则神旺;阴主血,故血盛则形强。人生所赖,唯斯而已。"因而,吴正翔教授在临证治疗中,在滋阴剂中佐以补阳药,如仙茅、淫羊藿、补骨脂、杜仲、益智仁等,在补血剂中佐以补气药,如前述人参、黄芪、党参、太子参、白术等,即所谓"阳中求阴";在助阳剂中,适当佐以滋阴药,如北沙参、南沙参、百合、麦冬、黄精、枸杞子、墨旱莲、女贞子、鳖甲、龟板等,在补气剂中佐以补血药,如当归、熟地黄、白芍、阿胶等,即所谓"阴中求阳"。以使阳得阴助而生化无穷,阴得阳生而泉源不竭。治后天根本,则有饮食、劳倦之分。饮食伤者,枳壳丸主之;劳倦伤者,补中益气丸主之。吴正翔教授强调对于贫血患者要补血兼顾补气,因为血液化生的每一个环节中都离不开相应脏腑之气的推动和激发作用,这是血液生成的动力,即所谓"气能生血",所以在贫血患者常规补血的同时,还应兼顾补气,使气血之间恢复协调平衡状态,才能提高疗效,常用黄芪、党参、太子参、白术等补气之药。但是,人体是一个有机的整体与脏腑之间相互联系,相互影响。在生理上相互协调,相互促进,而病理上又常常相互影响,当一脏腑发生病变时,会影响到其他脏腑及全身生理功能。因此,贫血与五脏皆有密不可分的关系,非独脾、肾两脏。治疗贫血在注重脾、肾两脏的同时,尚须注意其余脏腑病机变化,统一调治。

(三) 补而不滞,重视兼夹证

血液病患者,如慢性再生障碍性贫血、骨髓增生异常综合征等病程日久,多有血液亏虚,经隧血液不充,五脏百脉失于血液的濡养,而表现为全身虚弱的一系列症状,如面色苍白,少气懒言,神疲乏力,这时一般多以四物汤及各种血肉有情之品补益,但这些药物性多滋腻,易于碍胃。吴正翔教授在治疗血虚补益时,注意补而不滞。补而不滞有两层含义:一是补而不滞胃气,在补益药物中配合调和胃气药物,伍以生姜、甘草、鸡内金、砂仁、山楂、麦芽以和胃消食,使补益药物滋腻碍胃的副作用减到最小;一是补而不滞络,血虚久病,血行迟缓,多伴络瘀,可在补虚法中配合活血化瘀法,酌加仙鹤草、茜草、鸡血藤、墨旱莲、赤芍等健脾活血中药,瘀重时使用少量活血攻窜药,如穿山甲、红花等。以上充分体现了"旧血不去,新血不生"及"以动促长"的诊治观念。

(四)辨别标本,治有缓急

吴正翔教授在辨治血液病时,常注重合理地处置疾病标本缓急的关系,如再生障碍性贫血、骨髓增生异常综合征等常可见急性发作期与慢性缓解期间作的特点。同一患者可以有某些阶段表现为危急重症,这时需要中西医结合针对病标进行应急处理,同时,血液病往往不易治愈,一旦急症得以缓解,就应当迅速改变治法,进行针对病本的治疗。如贫血患者伴出血急症时,当以收敛止血固涩的应急治疗,然此类治法常可加重瘀血的形成,因此,在疾病的缓解期则应该予以化瘀通络的治疗方法针对病本。这两种治法一收一散,截然不同,但可在同一患者不同阶段的处方中出现。白血病患者出现贫血是由于邪毒损伤气血,气血亏虚,患者在伴发感染时常出现邪毒炽盛的症状,急则治其标,应予清热解毒凉血,或清热利湿,或清虚热,但经化疗等治疗后,邪毒得到控制时则应缓治其本,予以补益气血,健脾益肾或补益肝肾。吴正翔教授指出贫血以虚为本,但也兼夹实邪。临床上以兼痰湿、瘀血、热毒最为多见。有痰湿碍胃者可在补气养血基础上,参用温胆汤、平胃散等加减;有瘀血内停、新血不生者,宜仿仲景大黄䗪虫丸即去瘀生新;有热毒侵袭者,可加用清热解毒之品。

(五)不同类型贫血的处方用药

吴正翔教授主张,贫血患者,虚实夹杂,病情错综复杂,用药要平和,切勿补益过偏,攻伐过猛。尤其重度贫血患者正气亏耗,五脏俱虚,往往不只涉及一脏一腑,应时刻注意顾护胃气,遣方用药杂而不乱,分清主次,明确治则。吴正翔教授在处方中往往寒热兼用、攻补同施、气血并调、多脏兼顾,集众味于一方,汇数法为一体。然繁而有序,理法方药一气贯通,不同药物之间既相辅相成,又相互制约,扬长避短,从而收到常法难以企及的效果。复方大剂,全面兼顾病情。病情复杂,药必繁多,千变万化,裁制由心,可谓用药如用兵。复方大剂是吴正翔教授对血液病的独到认识,以及遣方用药特色的全面体现。善用紫河车、鹿角胶、龟板胶、阿胶等血肉有情之品。

1. 缺铁性贫血

（1）概述：缺铁性贫血（iron deficiency anemia，IDA）是世界范围内最常见的营养性疾病。缺铁性贫血是指机体对铁的需求与供给失衡，即铁需要量增加而铁摄入不足、铁吸收障碍、铁丢失过多，均可导致体内贮存铁耗尽，继而红细胞内铁缺乏从而引起的贫血。缺铁性贫血是最常见的贫血。在我们国家，缺铁性贫血的患病率，2 岁以下儿童是 24.2%，老年人是 21.5%。我国 26 个市（县）3 591 例妊娠期妇女的调查显示，妊娠期妇女缺铁性贫血患病率为19.1%。缺铁性贫血患者常表现为面色萎黄或唇甲色淡无华，少气懒言，神倦纳差，舌淡脉弱。故中医常归之于"血虚""虚劳""虚损""黄肿""黄胖"等。本病病因繁杂，与先天失养、饮食不足、吸收不良、慢性失血、大病久病等相关。本病的表现特征及病因随着时代的变迁也发生了一些变化，故 2008 年中国中西医结合学会血液学专业委员会将本病规范命名为"萎黄病"。

1）根据储存铁质量浓度分为 3 期

铁减少期：血清铁蛋白<20 μg/L，转铁蛋白饱和度、红细胞游离原卟啉及血红蛋白正常。

缺铁性红细胞生成期：红细胞摄入铁降低，血清铁蛋白<20 μg/L，转铁蛋白饱和度<15%，红细胞游离原卟啉增加，血红蛋白正常。

缺铁性贫血期：血清铁蛋白<20 μg/L，转铁蛋白饱和度<15%，红细胞游离原卟啉增加，血红蛋白<110 g/L。

2）临床表现：疲劳、面色苍白、乏力、心悸、头晕、呼吸困难、烦躁等，与贫血程度相关。儿童生长发育迟缓、智力低下、易感染等症状，甚至可能发生心衰等危重症，导致患者死亡。发病缓慢，轻度贫血可无自觉症状，随贫血的加重开始出现面色萎黄或苍白、唇甲色淡、毛发干枯、头晕乏力、食欲不振，重度贫血可有发育迟缓、肝脾肿大明显。

3）实验室检查

血常规：血红蛋白、平均红细胞体积、平均红细胞血红蛋白含量和浓度均减少。

血清铁蛋白：血清铁蛋白是反映体内铁储备最具特异性的生化指标，贫血患者血清铁蛋白<20 μg/L 时应考虑缺铁性贫血。血清铁蛋白<30 μg/L 即提示铁耗尽的早期，需及时治疗。需注意感染可使血清铁蛋白水平升高，检测

C-反应蛋白有助于鉴别诊断。

其他评价铁状态指标:① 血清铁(SI)、转铁蛋白(总铁结合力,TIBC)和转铁蛋白饱和度(SI/TIBC):IDA 导致 SI 降低、TIBC 升高及转铁蛋白饱和度降低。② 骨髓铁:骨髓铁染色是评估体内铁储备的金指标。该方法为有创检查,仅适用于贫血原因诊断不明的复杂病例。

(2)病因病机认识:西医认为,引起本病的病因离不开饮食缺铁、长期失血、吸收障碍和需要增加四个方面。与中医所谓之先天失养、饮食不足、吸收不良、慢性失血、大病久病等相关。在病因之中,吴正翔教授强调不要忽视肿瘤和药源性因素所致的缺铁性贫血。现代社会中,肿瘤发病率日渐上升,尤其在江浙一带,消化道肿瘤发病率高,需与缺铁性贫血合并腹痛、血便等消化道症状鉴别。另外,亦不乏药源性因素所致缺铁性贫血,如四环素、氯霉素、碳酸氢钠等药物均可影响铁的吸收、利用。

吴正翔教授认为缺铁性贫血为营养缺乏,水谷精微不足,其病机主要责之脾胃亏虚,肾精不足。"血者水谷之精也,生化于脾""中焦受气取汁,变化而赤是为血",故脾胃虚弱,运化失常,气血生化乏源是本病发生的基本病机。《素问·六节藏象论》"肾者主蛰,……,精之处也"及《侣山堂类辩》"肾为水脏,主藏精而化血",认为肾精不足,精不化血,亦导致本病的发生。脾虚失运则水谷不充,病程日久,五脏缺乏濡养,病变伤及真阴,这时则出现脾肾真阴不足,肾精不充。其中脾为后天之本,肾为先天之本,一般来说,脾病在先,肾病在后,初病及脾,久病及肾,两脏涉病的程度决定了疾病的严重程度及发展趋势。随着时代的变迁,经济的发展,病因也会发生改变。以往,由于经济条件差,食物营养的摄入不足,营养不良而引起的缺铁性贫血占比例较大,而现今,随着经济的发展,营养不良型缺铁性贫血已经少见,大多由胃肠道疾病导致铁质吸收障碍引起。在铁质的代谢过程中,铁质主要在十二指肠及空肠上段吸收,胃肠道的酸碱度也会影响铁的吸收。由于胃肠道疾病如胃大部切除术后、萎缩性胃炎、慢性肠炎导致胃肠道功能紊乱,铁的吸收不足,从而导致缺铁性贫血的发生。吴正翔教授认为中医治疗缺铁性贫血不能仅局限于贫血的改善,而是要发现造成血虚的脏腑功能异常。

(3)组方的运用

1)经验方

A. 香砂六君子汤适用于脾胃虚弱型。症见面色萎黄,口唇色淡,爪甲无泽,神疲乏力,食少便溏,恶心呕吐,舌质淡、苔薄腻,脉细弱。治以健脾和胃,益气养血。临床多选用香砂六君子汤(清代《古今名医方论》)加减。方药组成:党参、太子参、白术、茯苓、半夏、陈皮、炙甘草、黄芪、山药、当归、大枣、炒扁豆、薏苡仁、砂仁等。

加减:气虚乏力明显,改党参为人参;纳呆,加焦山楂、炒谷芽、炙鸡内金;便溏,食谷不化,加炒山药、干姜、吴茱萸;便秘,加决明子、火麻仁、何首乌。大便潜血阳性,大便寄生虫卵检查亦阳性,可先服贯众汤(北宋《圣济总录》)(贯众、苦楝皮、土荆芥、紫苏),虫去再予健脾养血。

B. 归脾汤适用于气血两虚型。症见面色苍白,倦怠乏力,头晕目眩,心悸失眠,少气懒言,食欲不振,毛发干脱,爪甲裂脆,舌淡胖、苔薄,脉濡细。治以益气补血,养心安神。临床多选用归脾汤(宋代《济生方》)加减。方药组成:黄芪、人参、白术、茯苓、当归、远志、酸枣仁、龙眼肉、夜交藤、木香、陈皮、大枣、焦神曲、阿胶珠等。

加减:血虚明显,加鸡血藤、白芍;心悸便秘加柏子仁、郁李仁;纳呆便溏,减当归量,加苍术、焦山楂;气不摄血,衄血便血,加阿胶、地榆、仙鹤草。

C. 右归丸适用于脾肾阳虚型。症见面色苍白,形寒肢冷,腰膝酸软,神倦耳鸣,唇甲淡白,或周身浮肿,甚则腹水,大便溏薄,小便清长,男子阳痿,女子经闭,舌质淡或有齿痕,脉沉细。治以温补脾肾。临床多选用右归丸(明代《景岳全书》)加减。方药组成:附子、肉桂、熟地黄、山药、山茱萸、枸杞子、菟丝子、杜仲、鹿角胶、当归、淫羊藿、仙茅、补骨脂等。

加减:畏寒肢冷,加淫羊藿、巴戟天;囟门晚闭,加龟板、牡蛎、龙骨;发黄稀少,加党参、当归、何首乌;下肢浮肿,加薏苡仁、茯苓、猪苓或用真武汤(东汉《伤寒论》)加减;大便溏泄,加白术、炮姜、肉豆蔻。若冷汗肢厥脉微,予以参附龙牡救逆汤(《中医儿科学》)。

D. 左归丸适用于肝肾阴虚型。症见面色苍白或萎黄,潮热盗汗,头晕目眩,耳鸣、耳聋、肌肤甲错,舌红少津,脉细弱。治以滋补肝肾。临床多选用左归丸(明代《景岳全书》)加减。方药组成:熟地黄、山药、山茱萸、枸杞子、龟板、鹿角胶、菟丝子、牛膝、当归、女贞子、黄精等。

加减:潮热盗汗,加地骨皮、鳖甲;发育迟缓,加紫河车、益智仁、阿胶;两目干涩,加石斛、夜明砂、羊肝;头晕目眩,加菊花、石决明;四肢震颤,加沙苑子、白芍、钩藤、地龙;食欲不振,加炒谷芽、炙鸡内金、石斛。

　　在上述辨证分型的基础上,还应根据患者的具体临床表现调整用药,以获良效。如低热者加白薇、银柴胡;高热者加连翘、竹叶、青蒿;盗汗者加浮小麦、煅龙骨、煅牡蛎;皮肤瘙痒者加白鲜皮、苦参、乌梢蛇;肝脾肿大者加三棱、莪术、炙鳖甲;有寄生虫者,加服化虫丸(宋代《太平惠民和剂局方》)或榧子杀虫丸等。气虚者,常用药物如黄芪、炒白术、怀山药、党参、茯苓、炒当归、白芍、熟地黄、川芎、制黄精、大枣、制何首乌等。肾阴虚者,常用药物如熟地黄、制黄精、山茱萸、枸杞子;肾阳虚者,常用药物如菟丝子、肉桂、紫河车、鹿角胶。此外,还喜用龙眼肉、阿胶,吴正翔教授认为两药皆味微甘,龙眼肉善补心脾气血,阿胶善补血滋阴,均适合久服。

　　2)加减薯蓣汤(自拟方):吴正翔教授沿用吴翰香教授治疗缺铁性贫血的方法,并在此基础上进行了改进。他们认为缺铁性贫血常继发于其他疾病,按照中医辨证原则,原来的疾患为"本",继发的疾患为"标"。治本就是解除缺铁的原因。例如,妇女经来如崩,持续如漏,用归脾汤加减;又如见脾胃虚弱、纳呆、痞满者,用异功散加神曲、鸡内金、谷芽、麦芽等味;又如有诸虚不足见证者,用十全大补汤加健运脾胃之品,兼有瘀积痞块的可投活血软坚之味。治标就是补充铁质。祖国医学早在宋、金、元、明时代,西医学还没有输入我国之前,已经采用绿矾(又名皂矾、青矾)和醋煅针砂来治疗。吴正翔教授认为治标可以直接采用西药硫酸亚铁,不必用皂矾丸,配合其他药物治本,取得了比较满意的效果。根据辨病与辨证相结合的原则,以小剂量铁剂与健脾益气之品相伍,辅以补肾养血之药,注重整体调理,是治疗缺铁性贫血切实可行的方法。此治疗机制在于有效地补充铁元素,提高血红蛋白含量,同时利用健脾药的相互作用,提高脾胃功能,减轻或消除因贫血引起的消化道症状,达到促进铁元素吸收利用的目的,也减少了含铁药物对胃肠刺激的副作用,使食欲增加,营养状况得以改善。在辨证基础上运用健脾补肾、益气养血之品也能达到满意疗效。对铁剂不耐受者,可通过纠正机体的脾虚状态,改善造血物质的吸收利用障碍,阻断贫血的病理变化进程,促进造血功能的恢复。

　　《难经》云:"损其肺者,益其气;损其心者,调其营卫;损其脾者,调其饮食,适其寒温;损其肝者,缓其中;损其肾者,益其精。"在临床上,这几句话起到了很好的指导作用,吴正翔教授根据缺铁性贫血"脾胃亏虚、肾精不足"的病机,提出本病治疗应调其饮食,益其精,治疗用药亦有偏重,即"脾肾同补,重在健脾",健脾益气、补气养血的功效重于补肾填精之功。吴正翔教授自拟治疗本病的专方：加减薯蓣汤（该方源自《金匮要略·血痹虚劳病脉证并治第六》中的薯蓣丸）。

【药物组成】　山药45 g、当归15 g、桂枝15 g、神曲15 g、干地黄15 g、甘草15 g、党参10 g、川芎10 g、黄芪15 g、陈皮9 g、白芍10 g、白术10 g、麦冬10 g、杏仁9 g、柴胡9 g、桔梗9 g、茯苓9 g、阿胶(烊化)6 g、干姜3 g、防风9 g、大枣10 g、制何首乌15 g。

【功效】　健脾补肾,补益气血。

【服法】　每日1剂,水煎服,分2次服用,每次约150 mL,饭后1小时温服为宜。

【适应证】　证见以脾胃亏虚,肾精不足而致气血两虚,脏腑功能失调之萎黄病。用于缺铁性贫血、巨幼细胞性贫血的辨证治疗。

【禁忌证】　症见外感高热、阴虚内热、湿热下注者慎用,需在辨证的基础上加减使用;对本方过敏或不耐受者禁用;忌油腻食物,不宜喝茶以免影响疗效。

【现代临床运用】　吴氏加减薯蓣汤,方中重用山药,该药味甘性平,健脾胃,补虚损,《神农本草经》谓其"主伤中,补虚羸,除寒热邪气,补中,益气力,长肌肉,强阴",兼擅补虚祛风之长。山药是一个上、中、下三焦,肺、脾、肾同调的药物,是非常适合长期服用补虚的药物,故为本方君药;党参、黄芪补中气,当归、地黄、阿胶、芍药、川芎、麦冬、制何首乌养血滋阴,辅助山药补虚益损,共为臣药;白术、茯苓、陈皮去湿气,干姜、神曲化中土之滞,柴胡、防风疏肝行气,杏仁、桔梗升降气机,桂枝调和营卫,使诸补益之品补而不滞,共为佐药;大枣、甘草调和诸药,为使药。全方补中寓散,共奏健脾补肾,补益气血之功。若脾土不运,湿浊困中,胸腹胀满者,加苍术、厚朴,加强燥湿运脾,行气化湿,消胀除满之功;心神不宁,以惊悸健忘,夜寐不安较甚者,加五味子、远志,宁心安神;对阴虚内热型月经量过多者,去干姜、桂枝辛热动血之品,加玄参、鲜石斛、地骨皮加强滋阴益肾、凉血补血之功;针对湿热下注型痔疮,去干姜、桂枝、甘草、川芎、麦冬、阿胶、大枣等辛热动血、滋阴黏腻之品,加黄柏炭、苍术、薏苡仁、川牛膝、地榆炭、槐花、紫草加强清热利湿、凉血止血之功。

现代研究表明,中药治疗缺铁性贫血具有一定的药理学基础。如党参、白术能增加消化液的分泌,刺激造血系统;大枣含糖、蛋白质、维生素C、铁等,能促进造血;当归有极显著的生血作用;熟地黄可刺激造血系统;何首乌含卵磷脂、铁等,是合成红细胞的重要原料,其含铁量超过了当归,具有很好的养血补虚作用。

医案列举

案 1. 赵某,男,75 岁。初诊日期: 2007 年 1 月 11 日。

[**主诉**] 神疲乏力 2 年余。

[**现病史**] 患者从 2004 年底起,自我感觉神疲乏力,血红蛋白 87 g/L,近 1 年来在外院作相关的检查,诊断为缺铁性贫血,经服用西药补铁剂后贫血可改善,但停药后血红蛋白很快又会下降,且常服补铁药物后上腹常感不适或疼痛,故求中医诊治。刻下: 患者上腹时感不适,偶有疼痛,心悸气促,倦怠乏力,不思饮食,胸胁满闷,易怒,夜寐欠安,腰酸膝软,盗汗口燥,大便稀薄,无黑便,小便调。查体: 神清,精神软,形体瘦削,面色萎黄,舌淡苔薄黄,脉虚弦。实验室检查示血红蛋白 85 g/L,大便隐血阴性。既往有胃溃疡病史 30 余年,有饮酒史。

[**诊断**] 西医诊断: ① 缺铁性贫血,② 胃溃疡。

中医诊断: 胃脘痛(肝气郁结,脾肾两虚)。

[**治法**] 疏肝理气,健脾补肾。

[**方药**] 加减薯蓣汤加减。山药 45 g、当归 15 g、桂枝 9 g、神曲 15 g、生地黄 15 g、甘草 15 g、太子参 30 g、川芎 10 g、黄芪 15 g、陈皮 9 g、赤芍 10 g、白术 10 g、麦冬 10 g、柴胡 9 g、桔梗 9 g、茯苓 9 g、阿胶(烊化)6 g、生姜 3 g、防风 9 g、大枣 10 g、炒海螵蛸 10 g。14 剂,水煎服,每日 1 剂。左归丸,每日 2 次,每次 6 g,与煎剂同服。并予维铁缓释片,每日 1 次,每次 1 片,饭后服用。

1 月 25 日二诊,精神尚好,无上腹疼痛,纳食稍有增加,大便偏软,余症同前,舌淡苔薄黄,脉虚弦。上方加黄精 15 g 加强补肾生津之功。14 剂,水煎服,每日 1 剂。左归丸,每日 2 次,每次 6 g,与煎剂同服。并予维铁缓释片,每日 1 次,每次 1 片,饭后服用。

2 月 8 日三诊,纳食仍欠馨,轻度腰酸膝软,盗汗明显减轻,口微燥,大便正常,夜寐尚可,舌红苔白,脉细弦,余无特殊。上方继服 3 月,加用左归丸,停用维铁缓释片。

5 月 8 日四诊,精神较振,纳食增加,下肢渐渐有力,脉细弦,复查血红蛋白 115 g/L,仍循原法,停止汤剂,改用薯蓣丸(《金匮要略》)加左归丸长期服用,嘱患者保持心情舒畅,注意饮食营养搭配,不可嗜酒,定期复检。随访 1 年,病情稳定。

案 2. 王某,女,45 岁。初诊日期:2008 年 5 月 8 日。

[**主诉**] 月经淋漓不净,头晕乏力反复发作 2 年,加重 1 周。

[**现病史**] 患者近 2 年来月经不规律,常经来不止,量时多时少,偶服止血药。常有头晕乏力,心悸气短,活动后加重,此次月经淋漓不净 1 月余,近 8 月经量增多,在外院检查血常规示红细胞 $2.6×10^{12}/L$,血红蛋白 60 g/L,MCV 77.3 fL,MCH 23.7 pg,MCHC 307 g/L,铁蛋白 1.74 ng/mL,激素六项正常。B 超提示子宫肌瘤。曾服用铁剂治疗,每次服用恶心,上腹不适,不能坚持治疗,故来我院寻求中医药治疗。刻下:患者经量增多,色红,夹血块,头晕乏力,心悸气短,活动后加重,腰酸,足跟痛,耳鸣,食欲不振,下腹时有胀痛,夜寐多梦,二便正常。既往患者有慢性萎缩性胃炎、子宫肌瘤病史。查体见精神不振,面色萎黄微浮,指甲苍白,舌淡苔薄白,脉细弱。

[**诊断**] 西医诊断:① 缺铁性贫血,② 子宫肌瘤。

中医诊断:崩漏(脾肾两虚)。

[**治法**] 健脾补肾,益气养血,摄血。

[**方药**] 加减薯蓣汤加减。山药 45 g、当归 9 g、神曲 15 g、干地黄 15 g、甘草 20 g、党参 10 g、黄芪 30 g、陈皮 9 g、白芍 10 g、白术 10 g、麦冬 10 g、杏仁 9 g、柴胡 9 g、桔梗 9 g、茯苓 9 g、阿胶(烊化)6 g、炮姜 3 g、防风 9 g、大枣 10 g、制何首乌 15 g、荆芥炭 10 g、仙鹤草 30 g。7 剂,水煎服,每日 1 剂。并予维铁缓释片,每日 1 次,每次 1 片,饭后服用。

5 月 15 日二诊,服上药后,诸症减轻,月经已净,但足跟痛、耳鸣同前,并有轻度恶心之感,仍不耐劳累,口干不欲多饮,时或头昏,夜寐多梦,复查红细胞 $3.2×10^{12}/L$,血红蛋白 80 g/L。面色少华,苔脉同前。继续健脾和胃,加强补肾之力,因月经已净,故停用止血之品。更方如下:

山药 45 g、当归 15 g、神曲 15 g、生地黄 15 g、甘草 15 g、党参 10 g、黄芪 30 g、川芎 10 g、白芍 10 g、白术 10 g、麦冬 10 g、杏仁 9 g、柴胡 9 g、桔梗 9 g、茯苓 9 g、阿胶(烊化)6 g、防风 9 g、大枣 10 g、制何首乌 15 g、黄精 30 g、菟丝子 15 g、茜草 15 g、姜半夏 9 g。14 剂,水煎服,每日 1 剂。继续予维铁缓释片,每日 1 次,每次 1 片,饭后服用。

5 月 29 日三诊,足跟痛消除,轻度乏力,耳鸣,舌红苔薄白,脉细。一般情况均有好转,面色红润,精神佳,复查红细胞 4.0×10^{12}/L,血红蛋白 110 g/L。3 个月后停用铁剂,又用此方加减治疗 1 年,月经周期、经期正常,唯经量偏多,血红蛋白、铁蛋白均正常。

[按语]以上两例缺铁性贫血病案,吴正翔教授辨证为脾肾两虚,从虚论治,均投加减薯蓣汤(自拟方)以达健脾益肾,补益气血之效。

案 1 患者年迈,脏气日衰,脾胃纳运功能减退,气血生化乏源,虽予铁剂后短期贫血改善,但疗效不能持久,由于消化功能下降,对铁吸收能力不足,停用铁剂后贫血仍会复发。从中医角度来讲,治病必求其本,脾胃为后天之本,故予太子参、茯苓、白术、山药健脾助运,陈皮、神曲、生姜、海螵蛸调畅气机,和胃增纳。以生黄芪、当归、生地黄、赤芍、川芎、大枣、阿胶益气养血。患者年高,精血虚乏,脾为后天之本,肾为先天之本,两者均为化生精血之脏,患者腰膝酸软,盗汗口燥,为阴液不足,肾精亏虚之症,故加入制黄精、麦冬,以及左归丸滋补肾精。患者易怒,大便稀薄,胸胁满闷,均为肝气郁结表现,用柴胡、防风疏肝行气,杏仁、桔梗升降气机,桂枝调和营卫,共起疏肝理气,健脾补肾之功,最终达到血红蛋白明显上升的疗效,体现了治病求本的理念。因患者年高体弱,肾气渐衰,用药上采用脾肾并重的原则,坚持长期中药治疗,虽已耄耋之年,至今病情稳定,血常规检查正常。

案 2 患者脾胃不和,肾气渐衰,崩漏日久,气血又亏,故用加减薯蓣汤加减,补益气血止血,漏疾终止。此方已经变通之后而用,因方中去当归、川芎、桂枝以防动血,增黄芪、甘草分量益气摄血,易干姜为炮姜,添仙鹤草、荆芥炭、茜草止血不留瘀,此时柴胡、防风诸药非为解表,实具升发阳气,助诸药止血之功。血止后,考虑因铁剂作用而胃脘不适,加之补肾之力不足,故停用止血之品,加化瘀止血,和胃降逆及补肾之品,使血止而不留瘀。坚持服药 1 年,达到病愈之目的。

2. 再生障碍性贫血

(1)概述:再生障碍性贫血(aplastic anemia,AA,简称再障),系由多种病因引起的,以造血干细胞数量减少和质的缺陷为主所致的造血障碍,导致红骨髓总容量减少,代以脂肪髓,除外骨髓浸润和骨髓纤维化,临床上以全血细胞减少为主要表现的一组综合征。本病可分为先天性和获得性。获得性又分原发性和继发性两类:原发性者原因未明;继发性者主要继发于药物和化学毒物,如氯霉素、磺胺药、氨基比林、苯、重金属、烷化剂、农药等。也有意外事故、放射性核素损伤引起再生障碍性贫血。近年来,随着造血干细胞与免疫学的研究进展,对本病骨髓造血障碍的成因,提出了由于不同发病原因引起骨髓多能干细胞障碍(种子学说),造血微环境损害(土壤学说),并注意了机体免疫机能异常(虫学说)在本病发病中的影响。在临床分型方面,可分为急性型和慢性型。急性型相对较少,其中又见有半数发病缓慢,半数发病急骤,其特点是数周之内病情即发展成异常严重的程度。血红蛋白低于 $40 \sim 50$ g/L,白细胞常低于 $(1.5 \sim 3.0) \times 10^9$/L,中性粒细胞绝对值常低于 0.5×10^9/L,血小板常低于 20×10^9/L,网织红细胞极度减少,甚至消失。骨髓象多部位增生减低,非造血细胞增加,出现贫血、感染、高热,严重而广泛的出血,可见皮肤黏膜等外部出血,且可见有内脏出血,如消化道出血、泌尿生殖器出血、颅内出血、眼底出血。而感染、出血常为患者死亡的直接原因,急性型再生障碍性贫血的预后极差。慢性型,成人比儿童多见,男多于女,发病多缓慢,起病时症状大多以贫血为主。开始出现发热或出血者少见,出血倾向一般较轻,多为皮肤出血点或牙龈、鼻衄、舌衄,生育期女性有不同程度的月经过多,内脏出血少有,合并重度感染亦较少。全血细胞减少程度较轻,网织红细胞大于 1%,绝对数低于正常。骨髓象有部位增生活跃,有部位增生减低,非造血细胞略有增加,且病程较长,能坚持中药或中西医结合治疗者预后较好。

再生障碍性贫血的临床表现,中医学典籍中归属于"血虚""血枯""虚劳"等范畴。再生障碍性贫血以血虚为主证,依据中医学的基本理论,血的生成是水谷精微、营气和精髓为物质基础,由"心主血""肝藏血""脾统血""肾主骨""骨生髓""肾藏精"的功能共同作用而生成。且"精血同源",两者相互资生,相互为用,可见本病的发生,发展转归于心、肝、脾、肾有关。"肾为先天之本""脾为后天之本",故本病与脾、肾的关系尤为密切。在中医文献中类似再生障碍性贫血的记载,以明代喻嘉言的《医门法律》为代表,文中叙述"虚劳之证,《金匮》叙于血痹之下,可见劳则必劳其精血也。荣血伤,则内热起,五心常热,目中生花见火,耳内蛙聒蝉鸣,口舌糜烂,不知五味,鼻孔干燥,呼吸不利,乃至饮食不生肌肤,怠惰嗜卧,骨软足疲。荣行日迟,卫行日疾,荣血为卫气所迫,不能内守而脱出于外,或吐或衄,或出二阴之窍;出血既多,火热进入,逼迫煎熬,漫无休止,荣血有立尽而已,不死何待耶!"喻嘉言所论虚劳,其"荣血伤"即精气内为虚,其"火热进入"为邪气袭属实,虚劳为虚证,一旦火盛进入见有实证,即体虚邪实,颇与重型再生障碍性贫血、出血和感染三大症状相符合。

（2）病因病机认识：再生障碍性贫血的成因以饮食失调，劳倦内伤，感受不正之气，导致脏气受损，因虚致损，因损成劳，营血虚少。具体病机可归结为脾肾亏损、痰瘀互结、毒入骨髓和肝火伏热。脾肾亏损可导致气血亏虚，阴阳失调。吴正翔教授认为其发病以脾肾阳虚髓损为本，出血、瘀血、邪毒外感为标，属于本虚标实病变。

脾肾亏损是再生障碍性贫血发病的根本，是导致气血不足、生血障碍的根本原因，"肾藏精，生髓""精血同源"，认为肾虚是该病根本。"脾为气血生化之源""肾为营血之母"。脾肾的强弱决定了正气的盛衰，肾为先天之本，主骨生髓，是气血生化之根本；脾为后天之本，水谷之海，气血化生之源。脾虚则气血生化无源，肾虚则精气不足，无以生髓化血，导致骨髓造血功能低下或造血功能紊乱。肾阳根于肾阴，具有温养脏腑的功能。一方面是肾精虚损，导致肾阳不振，进而不能鼓动骨髓造血；另一方面是由于肾精亏虚，虚热内生，耗损阴津，日久精枯髓竭，无以化生气血。由此可见，脾肾虚损在再生障碍性贫血的发病中起着重要的作用，脾肾亏损是导致气血不足、生血障碍的根本原因，并贯穿于再生障碍性贫血发病过程的始终。

痰浊内流，瘀血内停，痰瘀皆为病理产物。温热毒邪炼液为痰或因劳倦内伤、饮食不节等导致脾失运化、水饮不得宣布而聚为痰饮，痰积久不去，阻碍气机运行，水谷精微不得以濡养脏腑，脏腑功能失调而气血乏源，或积久成毒，毒入骨髓而精血枯竭。瘀血可因温热毒邪灼伤血络，离经之血致瘀，也可因气血失运，血滞致瘀，瘀久则旧血不去，新血不生，瘀毒入髓则耗竭精血。正如《血证论》所云"瘀血积久，亦能化为痰水。"可见痰瘀可共存致病。吴正翔教授认为，慢性再生障碍性贫血为本虚标实，虽正气未衰，但其虚早就，皆当致瘀，邪热之毒炙灼津液，津聚不化则为痰湿，慢性再生障碍性贫血形成之时，痰瘀亦早就存在。

火热邪毒乘虚浸淫骨髓，导致骨髓枯涸，伤血、动血，邪热与血相搏，瘀毒阻络，导致气血运行不畅，不能化血生血，导致气血亏虚，阴阳失调。此多见急性再生障碍性贫血，亦可在慢性再生障碍性贫血各型中兼见。

（3）组方的运用

1）经验方

A．急性再生障碍性贫血

犀角地黄汤合三才封髓丹加减，用于急痨髓枯温热型。发病之初多见发热,包括阴虚邪热、感而发热;皮肤黏膜紫癜、紫斑;或鼻衄、齿衄、咯血、尿血等出血症状;以及全身乏力虚弱的贫血表现。治以滋阴补肾、凉血止血、散风清热。临床多选用犀角地黄汤(唐代《千金要方》)合三才封髓丹(元代《卫生宝鉴》)加减。方药组成:羚羊角粉、丹皮、生地黄、麦冬、茜草、板蓝根、黄芩、贯众、人参、天冬、黄柏、甘草等。

病情缓解后转为急痨髓枯气阴两虚—阴阳两虚—脾肾阳虚型,治疗参照慢性再生障碍性贫血。

B. 慢性再生障碍性贫血

a. 左归丸合八珍汤加减,用于肾阴虚合并气血两虚型。症见心悸,头晕,周身乏力,面色口唇指甲苍白,盗汗,出血,低热,手足心热,口渴思饮,大便干结,舌质淡或舌尖红、苔薄,脉细数。治以滋阴填精,益气补血。临床多选用左归丸(明代《景岳全书》)合八珍汤(明代《正体类要》)加减。方药组成:党参、白术、茯苓、当归、川芎、白芍、熟地黄、枸杞子、黄精、牡丹皮、知母、菟丝子、牛膝、龟板胶、鹿角胶、山药、山茱萸、甘草、丹参、茜草、仙鹤草等。

b. 右归丸合八珍汤加减,用于肾阳虚合并气血两虚型。症见心悸,头晕,周身乏力,面色、口唇、指甲苍白,形寒肢冷,腰膝酸软,性功能减退,大便溏,多无出血或出血轻微,舌质淡,脉沉细或虚大。治以温阳益髓补血。临床多选用右归丸(明代《景岳全书》)合八珍汤(明代《正体类要》)加减。方药组成:党参、白术、茯苓、甘草、当归、川芎、白芍、熟地黄、山药、枸杞子、杜仲、山茱萸、肉桂、制附子、鹿角胶、桂枝、补骨脂、淫羊藿、何首乌等。

c. 龟鹿二仙胶合八珍汤加减,用于肾阴阳两虚合并气血两虚型。症见面色㿠白,形寒肢冷,或五心烦热,或不耐寒热,自汗盗汗,头晕目眩,气短懒言,腰膝酸软,出血色淡,舌胖大边有齿痕,苔白或无苔,脉沉弱或沉细数。治以滋阴济阳补血。临床多选用龟鹿二仙胶(明代《医便》)合八珍汤(明代《正体类要》)加减。方药组成:党参、白术、茯苓、甘草、当归、川芎、白芍、熟地黄、龟板胶、鹿角胶、枸杞子、补骨脂、淫羊藿、天冬、黄柏、黄精、女贞子、墨旱莲、茜草、何首乌等。随证加减如下。

兼有血瘀者:慢性再生障碍性贫血病程较久,邪气久病入络,加之反复出血,血溢脉外为离经之血,发为瘀血,瘀血不去则新血不生,故临床多重视祛瘀生新,以助生血;然活血之力不可过猛,因患者本有一定出血倾向,攻之过甚则易加重病情。可选用当归、三七、鸡血藤、桃仁、红花等。

兼有外感者：因气血亏虚，卫外不固，故血液病的患者，常易合并外感。治疗则常予疏风解表的同时，依据对患者体质的辨证，扶正祛邪，标本兼治。在扶正的基础上，再选用相应的疏风解表方药。如合并风温感冒，选用桑菊饮、银翘散等，加四季青、大青叶、蒲公英、黄芩等增强祛风解毒之力；合并风寒感冒，则多选用荆防败毒散、杏苏散等加减。

伴有出血者：多因气虚阴伤，气不摄血，或阴虚内热，虚火内扰，迫血妄行。轻者症见皮肤黏膜瘀点、瘀斑；重者齿鼻出血色鲜不止，甚则黑便血尿、颅内出血，危及生命。对急证危证患者，常需中西医结合，抢救治疗。中、轻证慢性血液病患者，以气虚阴伤多见。临证中，根据病证，在重用益气或滋阴方药的基础上，选用凉血止血、收敛止血或活血止血法。如常用清热凉血安营法，在知柏地黄汤滋阴降火的基础上加减，药用水牛角、生地黄、牡丹皮、当归、芍药等凉血安营，或辅以羊蹄根、白茅根、生茜草等凉血止血。

伴有肝气抑郁，情志不舒者：临证时加疏肝和解之柴胡、葛根等药。

伴有身体困重，胸膈痞闷，呕吐恶心，或头眩心悸，或咳嗽痰多者：加用二陈汤燥湿化痰，理气和中。

2）补肾煎（自拟方）：吴正翔教授认为其发病以脾肾阳虚髓损为本，出血、瘀血、邪毒外感为标。大多数慢性再生障碍性贫血患者来诊时表现为一段时间的神疲乏力，腰膝酸软，畏寒肢冷，唇甲色淡，纳差不欲食，寐欠佳，舌质淡，脉细弱。脾、肾为先、后天之本，脾之健运，化生精微，借助于肾阳的推动，脾阳根于肾阳。肾中精气亦有赖于水谷精微的培育和补养，才能不断充盈和成熟。脾肾相互资助，相互促进。临床上大多再生障碍性贫血患者就诊时，脾肾亏虚病理状态已经形成，脾虚运化无力，精微营养不充，肾中精髓得不到有效滋养，肾虚难以滋助脾阳，致脾阳难以健运。如此恶性循环，终致脾肾渐弱，精枯髓损。故治疗以健脾温肾益髓，为本。而慢性再生障碍性贫血患者正虚日久，往往易感邪毒，损伤血络，出血、瘀血时有发生，表现为发热、出血、肌肤甲错等症状。故治疗以解表达邪，凉血止血，活血化瘀，为标。急则治其标，缓则治其本。

再生障碍性贫血一向被认为是难治性贫血。吴正翔教授在乔仰先、吴翰香两位前辈开展中医治疗再生障碍性贫血的基础上，开始运用温肾健脾法治疗重型再生障碍性贫血有所突破，并创制"补肾煎"临床应用至今。

【药物组成】 太子参、炙黄芪、土大黄、巴戟天、炒白术、茯苓、炒白芍、熟地黄、鹿角胶(鹿角片)、淫羊藿、仙茅、补骨脂、枸杞子、山茱萸、当归、制附子、肉桂、砂仁、炙龟板、炒蒲黄、焦山楂、神曲、川芎、炙甘草。

【功效】　温肾健脾,填精益髓,补血活血。

【服法】　每日1剂,水煎服,分2次服用,每次约150 mL,饭后1小时温服为宜。

【适应证】　证见以脾肾阳虚而致气血两虚,脏腑功能失调之虚劳病。用于再生障碍性贫血的辨证治疗。

【禁忌证】　症见外感高热、阴虚内热、湿热下注者慎用,需在辨证的基础上加减使用;对本方过敏或不耐受者禁用。

【现代临床运用】　吴氏补肾煎方中太子参、黄芪与熟地相配,益气养血,共为君药。白术、茯苓健脾渗湿,助太子参益气补脾;当归、白芍养血和营,助熟地黄滋养心肝;炙龟板、山茱萸、枸杞子补肾益精;巴戟天、鹿角胶、淫羊藿、仙茅、补骨脂温补肾阳,均为臣药。川芎活血行气;焦山楂、神曲化中土之滞,使地黄、当归、白芍补而不滞;砂仁化湿开胃;制附子、肉桂温肾助阳;土大黄清热解毒,凉血止血,祛瘀;炒蒲黄行血消瘀,止血,均为佐药。炙甘草为使,益气和中,调和诸药。诸药共奏温肾健脾,填精益髓,补血活血之功。方中使用血肉有情之品,峻补精髓。处方中将甘温性刚的补阳药与甘寒阴柔的滋阴药合用,体现了吴正翔教授治疗再生障碍性贫血非常推崇明代医家张景岳的"阴阳互根"理论。

现代研究表明,下列药物具有刺激血细胞生长的作用。① 增加红细胞及血红蛋白的药物:鹿茸片(鹿角胶)、紫河车、阿胶、鸡血藤、人参、黄芪、党参、何首乌、枸杞子、白术、补骨脂、锁阳、巴戟天等;② 增加网织红细胞的药物:鹿茸片(鹿角胶)、鸡血藤等;③ 增加白细胞的药物:人参、西洋参、鸡血藤、丹参、虎杖、石苇等;④ 升高血小板的药物:当归、白芍、肿节风、卷柏、山茱萸、紫河车、大黄、三七等。

医案列举

案1. 林某,男,56岁。初诊日期:2004年6月4日。

[主诉] 乏力2年余。

[现病史] 2002年初自觉乏力较甚,同年10月30日某医院诊断其为单纯红细胞再生障碍性贫血,当时血常规示血红蛋白67 g/L,红细胞 $1.73×10^{12}$/L,

白细胞 4.2×10^9/L,血小板 274×10^9/L,经 2 年多方药物治疗并输血,效果不理想,故来院就诊。查血常规示血红蛋白 53 g/L,红细胞 1.68×10^{12}/L,白细胞 3.8×10^9/L。刻下:患者面色㿠白,腰酸易疲劳,气虚乏力,夜眠多梦,纳食、大小便如常,苔薄白,脉细少力。

[诊断] 西医诊断:单纯红细胞再生障碍性贫血。

中医诊断:虚劳(脾肾两虚,气血不足)。

[治法] 健脾补肾,益气养血。

[方药] 方拟补肾煎加减。炒党参 20 g、炙黄芪 25 g、当归 9 g、炒白术 15 g、菟丝子 25 g、肉苁蓉 15 g、淫羊藿 15 g、沙苑子 15 g、生地黄 15 g、熟地黄 15 g、砂仁 3 g、山药 20 g、山茱萸 12 g、鹿角片 20 g、炙龟板 15 g、阿胶 12 g、巴戟天 15 g、黄精 15 g、枸杞子 15 g、金狗脊 15 g、焦山楂 12 g、焦神曲 12 g。7 剂,水煎内服,每日 1 剂。口服环孢素软胶囊(赛斯平)100 mg,每日 2 次。

2004 年 6 月 10 日输全血 3 U。2004 年 6 月 11 日复查血常规示血红蛋白 72 g/L,红细胞 2.38×10^{12}/L,白细胞 5.7×10^9/L,血小板 228×10^9/L。而后本案治疗守原法,服用基本汤药酌情加减,辅以维生素 B$_6$ 10 mg,每日 3 次;叶酸 5 mg,每日 1 次,每 2~4 周复诊一次,坚持用药,病情平稳,未再输血,少有感冒,能坚持工作,肝、肾功能正常,至 2004 年底减服环孢素软胶囊 75 mg,每日 2 次。

2005 年 1 月 4 日复查白细胞 3.1×10^9/L,红细胞 3.18×10^{12}/L,血红蛋白 125 g/L,血小板 117×10^9/L。血常规指标稳定。

案 2. 王某,女,29 岁,初诊日期:2004 年 2 月 28 日。

[主诉] 乏力 6 年余。

[现病史] 患者于 1998 年在上海市某大医院诊断为再生障碍性贫血,经用吡唑甲氢龙、十一酸睾酮及多种维生素等治疗效果不理想,已停用吡唑甲氢龙 1 年以上。2004 年 2 月 20 日外院查血常规示白细胞 1.7×10^9/L,血红蛋白 56 g/L,血小板 14×10^9/L,肝、脾、胆 B 超检查未见占位。刻下:面色苍白,头时有胀痛,神疲乏力,纳佳,腹胀便溏,五心烦热,夜寐盗汗,虚烦不眠,齿龈渗血,舌质淡少津,脉弦细数。既往有乙型肝炎病史,HBV - DNA 1.06×10^{4}IU/mL,肝肾功能正常。

[诊断] 西医诊断:① 再生障碍性贫血;② 乙型肝炎。

中医诊断:虚劳(肝肾阴虚,气血两虚)。

[治法] 滋补肝肾,益气养血。

[方药] 方拟补肾煎加减。太子参20 g、炙黄芪25 g、当归9 g、菟丝子30 g、焦白术12 g、炒白芍12 g、黄精15 g、补骨脂12 g、枸杞子15 g、沙苑子15 g、鹿角片20 g、炙龟板15 g、槐花炭20 g、阿胶12 g、侧柏叶20 g、生地黄15 g、墨旱莲15 g、山药20 g、小蓟15 g。28 剂,水煎内服,每日 1 剂。另加内服左归丸 20粒,每日 3 次。辅以维生素 B₆ 10 mg,每日 3 次;维生素 C 0.1 g,每日 3 次;叶酸5 mg,每日 3 次。

2004 年3 月 27 日查血常规示血红蛋白 34 g/L,白细胞 1.6×10⁹/L,血小板12×10⁹/L。面色虚黄,月经正常,无牙龈出血倾向,肝脾未及,舌淡红苔薄,脉细数。虚劳贫血明显,中医治疗仍守原法,在上方基础上去槐花炭、侧柏叶止血药,加何首乌、紫河车补肾生血,继服左归丸、维生素 B₆、维生素 C、叶酸,加用吡唑甲氢龙 2 mg,每日 2 次,环孢素软胶囊 100 mg,每日 2 次。

2004 年 7 月 7 日查血常规示血红蛋白 72 g/L,白细胞 1.7×10⁹/L,血小板20×10⁹/L,精神可,纳食佳,大便成形,无明显出血,舌淡红苔薄,边齿印,脉细。再拟温肾健脾法,予补肾煎加小蓟草、茵陈、炒山栀子保肝之品。左归丸及西药视情续用,缓缓调治,病情已趋稳。

2006 年 8 月 20 日查血常规示白细胞 3.2×10⁹/L,红细胞 2.25×10¹²/L,血红蛋白84 g/L,血小板40×10⁹/L,肝、胆、脾、胰 B 超未见占位。纳平,精力有增,大小便调和,月经正常,参加日常工作,苔薄白,舌质转红,脉细,症情稳定,守原法以巩固疗效。

[按语] 案 1 为脾肾两虚,气血不足,未有肌衄,治疗应侧重健脾补肾,益气养血为主,不用宁络止血之品。治虚劳之法,应本劳者温之,虚者补之,精不足者补之味,即精血同源之故,本案以主证立方,着重健脾补肾,且坚持服用,始能见效,其服药后气色已明显复原。

案 2 为肝肾不足,气血两虚,治疗侧重滋补肝肾,益气养血柔肝。在补肾煎的基础上加入滋补肝、肾之品的黄精、墨旱莲、山药等,去附子、肉桂大辛大热之品,以防伤阴动血;因患者患有乙型肝炎,故加小蓟、茵陈、炒山栀子保肝之品。该患者病之初,呈肝肾阴虚表现,肾不藏精,精不化血,阴血虚少,滋生内热。治宜滋阴补肾,填精益髓,佐以凉血止血。经滋阴补肾治疗,阴虚火旺渐除,病情相对稳定。后期逐渐转为脾肾阳虚型,治疗上施以温补肾阳,填精益髓,可促进阳生阴长,化生精血,促进贫血改善,出血症状消减,血常规指标恢复。

3. 溶血性贫血

（1）概述：溶血性贫血（hemolytic anemia，HA）是指红细胞遭破坏而寿命缩短，超过骨髓造血代偿时发生的一类贫血。溶血性贫血主要由红细胞自身异常和红细胞外因素影响导致。临床根据病情可分为急性和慢性两种类型。急性者临床主要表现为寒战、高热、肢体酸痛、黄疸，严重者可导致休克，以及急性肾功能衰竭；慢性者主要表现为贫血、黄疸、肝脾肿大三大特征。实验室检查有贫血、红细胞破坏增多、骨髓代偿性增生及红细胞缺陷或寿命缩短的证据。溶血性贫血涉及的疾病较为广泛，临床统计所见，相对于其他血液病来说，该病并不多见。与其他国家相比，我国阵发性睡眠性血红蛋白尿症以男性居多，年龄也较轻，年轻人占总人数的80%左右，幼儿及老年人极少见，约有1/3患者始终无血红蛋白尿发作，也有报道称该病有遗传方面的倾向。自身免疫性溶血性贫血的发病率仅次于阵发性睡眠性血红蛋白尿症，占继发性溶血性贫血的第二位，年轻女性患者较男性多发，其中温抗体型居多。有国外报道，自身免疫性溶血性贫血的发病率约占溶血性贫血疾病总数的1/30。

1）溶血性贫血的分类及特点。

A. 根据遗传机制分为先天遗传性和后天获得性两类。前者常见于地中海贫血、葡萄糖-6-磷酸脱氢酶缺乏症（G6PD缺乏症）等；后者常见于自身免疫性溶血性贫血（AIHA）、阵发性睡眠性血红蛋白尿症（PNH）等。

B. 根据红细胞破坏发生的场所分为血管内溶血和血管外溶血。前者红细胞在血循环中破坏，见于血型不合输血、阵发性睡眠性血红蛋白尿症等，可检查到游离血红蛋白，且临床表现较为明显，常伴血红蛋白尿，慢性血管内溶血尚可有含铁血黄素尿；后者红细胞在单核巨噬细胞系统中破坏，见于遗传性球形细胞增多症和温抗体型自身免疫性溶血性贫血等，主要发生于脾脏，临床表现一般较轻，可引起脾肿大，可有血清游离血红素轻度升高，不出现血红蛋白尿，在某些疾病情况下可发生原位溶血，如在巨幼细胞贫血及骨髓增殖异常综合征等疾病时，骨髓内的幼红细胞在释放入外周血前已在骨髓内破坏，称为原位溶血或无效性红细胞生成，它亦属于血管外溶血，也可有黄疸。

C. 按发病机制分为红细胞自身异常和红细胞外异常。红细胞内在缺陷所致的溶血性贫血大部分是遗传性的，包括红细胞膜缺陷（如遗传性红细胞膜结构与功能缺陷、获得性红细胞膜锚链膜蛋白异常）、红细胞酶缺陷（如葡萄糖-

6-磷酸脱氢酶缺陷症)、珠蛋白异常(如地中海贫血)等;红细胞外在缺陷所致的溶血性贫血通常是获得性的,红细胞可受到化学因素、物理机械因素、生物及免疫学因素(自身免疫性溶血性贫血、新生儿溶血、血型不合的输血、药物性溶血性贫血等)的损伤而发生溶血,溶血可在血管内,也可在血管外。

2)溶血性贫血的临床表现:有贫血、虚弱、黄疸或肝脾肿大等症状和体征,可归属中医学"血虚""萎黄""黄疸""虚劳"的范畴。无黄疸者按血虚等虚劳证辨证,有黄疸者按"虚黄""黄疸"辨证。《黄帝内经》已有黄疸之名,并对黄疸的病因、病机、症状等都有了初步的认识,如《素问·平人气象论》云:"溺黄赤,安卧者,黄疸……目黄者曰黄疸。"《灵枢·经脉》曰:"脾足太阴之脉……是主脾所生病者……溏瘕泄,水闭,黄疸。"《伤寒论》还提出了阳明发黄和太阴发黄,说明当时已认识到黄疸可由外感、饮食和正虚引起,病机有湿热,瘀热在里,寒湿在里,相关的脏腑有脾、胃、肾等,并较详细地记载了黄疸的临床表现,创制了茵陈蒿汤、茵陈五苓散等多首方剂。《金匮要略·血痹虚劳病脉证并治》首先提出了虚劳的病名。《诸病源候论·虚劳病诸候》比较详细地论述了虚劳的原因及各类症状,对五劳、六极、七伤的具体内容做了说明。虚劳涉及的内容很广,凡先天禀赋不足、后天失于调养、病久气血两虚、积劳内伤、久虚不复等所致的多种以脏腑气血阴阳亏损为主要表现的病症,均属于本病范围。

(2)病因病机认识:吴正翔教授以中医理论为依据,参照经典,结合临床实践,阐述溶血性贫血的病因病机。《诸病源候论》云:"肾藏精,精者,血之所成也",《灵枢·决气》曰:"中焦受气取汁,变化而赤是谓血",阐述肾、脾与血之生成相关;《金匮要略》云:"黄家所得,从湿得之",《金匮要略》曰:"脾色必黄,瘀热以行",强调湿、瘀与黄疸发生相关。故吴正翔教授认为因先天禀赋薄弱,或因后天外感、劳倦、药毒所伤,渐致肾虚脾亏,加之外感"毒邪"入里化热,湿热相搏,困遏脾土,水谷精微不能化赤生血;壅塞肝胆,疏泄失常,迫使胆汁外溢,熏蒸发黄;病久气血亏少,运行不畅而致瘀血阻络的本虚标实之候。其溶血所致贫血乃本虚之征,溶血所致黄疸乃标实之象。

先天性溶血性贫血责之于肾。先天禀赋不足,肾精亏虚,加之脾胃虚弱,夹湿夹痰而发病。本病具有遗传性,禀受于父母。先天禀赋不足则肾精亏虚,精亏髓少则血虚;肾精化生元气,精亏则元气虚,无以推动血行,血遂不行则瘀,瘀血内阻,壅塞肝胆,疏泄失常,胆液失于常道,循泄肌肤或膀胱,出现黄疸、血红蛋白尿等症。

后天获得性溶血性贫血责之于脾。多由于脾胃虚弱,湿浊内生或外感寒邪,入里化热,湿热交织起病,病久耗损气血可出现气血、脾肾虚损。后天失养,饮食饥饱失调,脾胃常不足,故脾胃虚弱,后天之本既伤,则酿生一系列病症。脾主运化,气血生化之源,脾虚健运失司,气血生化无权则血虚。气血既虚,气虚推动无力或固摄无权,气不温煦,血塞脉阻,继而导致血瘀体内,瘀滞日久,则渐积成块。脾胃虚弱,宿食不化,聚湿生痰,痰阻气滞,气滞血瘀,痰、食、瘀互结而成积聚。

溶血性贫血脾肾互根,湿瘀并存。脾肾互根,精气互生,肾精赖脾运化水谷精微以滋养,而脾之运化又赖肾阳以温煦;在病理上,相互传变,肾病传脾,脾病及肾,最终脾肾同病导致虚劳。故脾肾之为病,可脾肾同治,先后天互补,或有所偏重。湿毒蕴结,或阻滞气机,气滞则血瘀,或伤及血分,湿瘀互结;瘀血内阻,阻碍脾土之运化,则内生湿邪,而湿瘀相互影响导致黄疸,故治疗时湿化气顺则瘀散,瘀消脾运则湿化,然湿瘀并治或有所偏重,均相得益彰。

总之,本病以脾肾亏虚、正气不足为本,湿热、瘀血、毒邪为标,故临床既有乏力,气短,腰膝酸软,纳差等虚的一面,又有尿色发黄,目黄身黄,腹有癥积,推之不移,舌质暗或有瘀斑等表现为湿热、血瘀实的一面。本虚标实互为因果,贯穿于整个病程。一般而言,先天遗传性溶血性贫血本虚以肾虚为主,标实以瘀血为主;后天获得性溶血性贫血本虚以脾虚为主,标实以湿蕴为主。急性发作期以邪实为主,慢性缓解期以正虚为主。

(3)组方的运用

1)经验方:该病因个体差异及药物的干预,在疾病的不同阶段正邪力量的对比有所变化,或以本虚为主,或以邪实为重,或本虚标实并重,故本病的治则为扶正固本兼祛邪实。健脾补肾,利湿活血为其总治则。

A. 分型辨治

a. 犀角地黄汤合茵陈五苓散适用于热壅血瘀型。症见发病急,病程短,白睛、皮肤发黄,色鲜明,或有发热,口渴而不思饮,胁胀腰痛,头晕;甚则神志恍惚,尿色如茶色或酱油色,大便干,苔黄腻,脉濡数,或舌红,舌边有瘀斑,脉弦滑。兼有气血虚者,伴有气短,乏力,头晕,心悸,唇白,舌质淡。治拟清热利湿,凉血活血法。临床多选用犀角地黄汤(元代《脉因证治》)合茵陈五苓散(东汉《金匮要略》)加减。方药组成:水牛角(先煎)30 g、生地黄15 g、赤芍

10 g、牡丹皮 10 g、茵陈 15 g、茯苓 15 g、白术 12 g、猪苓 10 g、当归 12 g、丹参 15 g、栀子 10 g、大黄 15 g、金钱草 30、大青叶 15 g、金银花 15 g、柴胡 6 g、泽泻 10 g、紫草 10 g、生甘草 6 g。神昏谵语者同时加服安宫牛黄丸(清代《温病条辨》)或至宝丹(宋代《和剂局方》)。兼有气血虚者,有气短乏力,头晕心悸,唇白,加党参、黄芪、当归、白芍药以补气养血。

b. 八珍汤适用于气血亏虚型。发病缓慢,病程长,症见面色萎黄,头晕心悸,气短乏力,自汗,神疲懒言,尿色淡黄或如茶色,唇淡,舌体胖,舌质淡,苔薄白或白腻,脉细。治拟益气健脾,活血补血法。临床多选用八珍汤(明代《正体类要》)加味。方药组成:党参 15 g、黄芪 30 g、熟地黄 15 g、生地黄 15 g、炒白术 10 g、当归 10 g、阿胶(烊化)15 g、陈皮 9 g、赤芍 10 g、牡丹皮 10 g、茯苓 15 g、茵陈 20 g、泽兰 15 g、炙甘草 6 g。兼气滞血瘀者,除气血两虚证候外,兼腹有包块,推之不移,胁肋作胀,舌质暗或有瘀斑,脉细。治拟理气行瘀,辅以养血。方药:膈下逐瘀汤(清代《医林改错》)加味。兼有湿热者,白睛可有轻度发黄,苔微黄腻,脉细数,加茵陈、泽泻、茯苓以清热利湿;兼有脾虚较重者,暂去阿胶;湿热未清,加茵陈,泽泻以清热利湿。

c. 左归丸适用于肝肾阴虚型。该型发病急,病情重,使用激素冲击治疗的过程中,症见面目、皮肤发黄,咽干口燥,五心烦热或低热盗汗,失眠健忘,头晕目眩,耳鸣如蝉,腰膝酸软,舌红少苔,或舌苔黄,脉细数。治拟滋养肝肾,凉血活血法。方用临床多选用左归丸(明代《景岳全书》)加减,方药组成:太子参 30 g、生地黄 24 g、山药 12 g、山茱萸 12 g、菟丝子 10 g、枸杞子 15 g、牛膝 10 g、鹿角胶(鹿角片)10 g、龟板(先煎)10 g、水牛角(先煎)30 g、茯苓 15 g、当归 10 g、泽泻 15 g、赤芍 10 g、牡丹皮 10 g、茵陈 30 g、栀子 10 g、黄柏 10 g、知母 10 g、女贞子 15 g、鳖甲(先煎)15 g、地骨皮 12 g、生甘草 6 g。若合并肝脾肿大,加用活血化瘀破结之品,如桃仁、红花、鸡血藤、益母草、全蝎、水蛭等。如腹胀者加厚朴、枳壳;食欲不振者加砂仁、炒山楂、炒神曲、炒麦芽;心悸者加生牡蛎、桂枝;头晕者加石菖蒲、天麻等。

d. 金匮肾气丸适用于脾肾阳虚型。该型发病慢,病程长,使用免疫抑制剂维持治疗的过程中,症见白睛微黄,全身困倦,头晕耳鸣,畏冷肢凉,大便不实,久泄久痢,或五更泄泻,完谷不化,便质清冷,或全身水肿,小便不利,或腹中痞块,面白,唇舌色淡,舌质淡胖或有齿痕,苔白滑,脉沉迟。治当温补脾肾,益气养血法。临床多选用金匮肾气丸(东汉《金匮要略》)加味。方药组成:熟地黄

30 g、怀山药 30 g、党参 15 g、黄芪 30 g、制附子(先煎)10 g、补骨脂 15 g、山茱萸
12 g、茯苓 15 g、白术 15 g、仙茅 15 g、淫羊藿 15 g、肉桂 3 g、泽泻 30 g、陈皮 6 g、
薏苡仁 30 g、紫河车粉(冲服)6 g、牡丹皮 10 g、炙甘草 6 g。兼腹中痞块者,加
瓦楞子、三棱、莪术,以消痰化瘀,行气散结。

B. 分期辨治

a. 茵陈五苓散加减适用于急性发作期。常表现身目黄染,高热恶寒,腰背
酸痛,口渴,尿色深黄或酱油色,甚则尿闭,舌红苔黄腻,脉弦数等湿瘀内蕴证,
治以祛邪为主,兼以扶正,拟健脾利湿,清热解毒活血为法。方选茵陈五苓散
(东汉《伤寒论》)加减。酌加大黄、金钱草,使湿热从二便分利;配伍健脾利湿
之品,如黄芪、党参、白扁豆、茯苓等,使祛邪而不伤正。因湿阻中焦,肝胆失
疏,常配伍柴胡、川楝子、延胡索等疏肝清肝之品。若出现酱油色尿,乃败血下
注膀胱所致,配伍活血化瘀之品祛瘀生新,如益母草、丹参、鸡血藤等。若出现
热毒动血,尿血、便血、肌肤瘀斑,则宜应用凉血解毒之品,如赤芍、紫草、侧柏
炭、紫珠草等。若病至尿闭,或神昏谵语,热陷心包,或抽搐者,配合清营汤(清
代《温病条辨》)、安宫牛黄丸(清代《温病条辨》)等凉血开窍、息风止痉。吴正
翔教授认为急性发作期必要时可配合短程激素、输注成分血,以迅速控制溶
血、防止并发症,亦符合中医引血归经之理念。

b. 参芪仙补汤或参芪四物汤适用于慢性缓解期。常表现面色无华或萎
黄,心悸气短,头晕耳鸣,腰酸腿软,舌淡苔白,脉细数或沉细等脾肾两虚证。
治以扶正为主,兼以祛邪,拟"固本清源"为法,健脾补肾固本,利湿活血清除余
邪。偏于肾虚者,以参芪仙补汤(明代《杏苑生春》)加减,配合益肾温阳之品,
如锁阳、巴戟天、淫羊藿等;配合滋阴填精之品,如紫河车、鹿角粉、黄精等。偏
于气血亏虚者,以参芪四物汤(民初《回生捷要》)加减,配合健脾利湿之品,
如白术、薏苡仁、木香、陈皮等。出现肝脾肿大之痞块者,配伍理气散结之
品,如木香、香附、佛手等;或活血化瘀之品,如当归、田七、益母草等;或软坚
散结之品,如鳖甲、牡蛎、三棱、莪术等。若并发胆石症,配伍利湿化石之品,
如茵陈、车前子、金钱草、鸡内金等;或配伍疏肝之品,如柴胡、川楝子、延胡
索等。吴正翔教授指出益母草、黄芩、莪术、夏枯草可活血解毒抑制细胞克
隆增殖。

C. 注意事项

a. 消除诱因:"未病先防""既病防变"甚为关键。多数溶血发作存在诱因

(如感染、劳累、药物等),在消除或脱离致病因素后多可控制溶血发作。故需慎起居、调饮食、避风寒、畅情志、防药毒等。如遗传性葡萄糖-6-磷酸脱氢酶缺乏症患者,禁食蚕豆,避免抗疟药、解热镇痛药等药物所伤;冷抗体型自身免疫性溶血、阵发性冷性血红蛋白尿患者要注意避寒保暖;温抗体型自身免疫性溶血性贫血患者需消除继发性病因,如系统性红斑狼疮、结缔组织病、淋巴瘤等。

b. 消减激素副作用:激素应用常耗气伤阴,辨治时应配合益气之品,如太子参、西洋参、黄芪、红景天等;配合滋阴之品,如知母、黄柏、玄参、地骨皮、鳖甲胶等。激素减撤阶段可加用温阳益气之品,以恢复肾上腺皮质功能,促进造血功能,如补骨脂、巴戟天、淫羊藿等。

2)补肾煎合茵陈五苓散(自拟方):吴正翔教授认为溶血性贫血常表现为面色少华或萎黄,或目黄身黄,神疲懒言,气短乏力,心悸,头晕,自汗,肢体困重,或腰膝酸软,耳鸣目眩,或尿呈酱油色,舌体胖,舌质淡或暗,苔薄白或微黄腻,脉细等脾肾两虚,湿蕴血瘀证。治以益肾健脾,利湿活血立法。根据多年临床经验,探索"从脾肾论治贫血"有效经验的基础上,经多次优化组方,研制了补肾煎合茵陈五苓散。

【药物组成】　党参、炙黄芪、土大黄、巴戟天、焦白术、茯苓、炒白芍、熟地黄、鹿角胶(鹿角片)、淫羊藿、仙茅、补骨脂、枸杞子、山茱萸、当归、制附子、肉桂、砂仁、炙龟板、炒蒲黄、神曲、茵陈、猪苓、泽泻。

【功效】　健脾补肾,利湿活血。

【服法】　每日1剂,水煎服,分2次服用,每次约150 mL,饭后1小时温服为宜。

【适应证】　证见以脾肾亏虚,气血不足,湿瘀互结之虚劳、黄疸病。用于溶血性贫血的辨证治疗。

【禁忌证】　症见外感高热、阴虚内热者慎用,需在辨证的基础上加减使用;对本方过敏或不耐受者禁用。

【现代临床运用】　该方在吴氏补肾煎基础上加茵陈五苓散组成,吴氏补肾煎在再生障碍性贫血中已详细阐述,合用茵陈五苓散是加强利湿退黄功效。两方组合共奏健脾补肾,利湿活血之功。补肾煎合茵陈五苓散并不是治疗所有类型溶血性贫血,吴正翔教授主张要结合现代医学,根据疾病的分期进行辨证施治。疾病初期,指溶血发作期或溶血未完全控制阶段。此期邪气亢盛,而正气未衰,正邪剧争,不宜进补,即不可予补肾煎合茵陈五苓散治疗,而应本着急则治其标的原则,投以清热除湿,解毒化瘀之品来救之。疾病中晚期,此阶段特点为邪气未除,正气渐衰或已衰。多因邪气强盛,直接入里伤正,或久病正气虚弱,无法托邪外出,多见于患者早期使用激素、免疫抑制剂控制溶血,导致免疫过度抑制,临床表现为怯寒肢凉、腰酸、乏力、畏寒、舌体胖、边有齿痕等阳虚症状突出,或以腹有癥积,推之不移,胁肋作胀,舌质暗或有瘀斑,脉细等气滞血瘀症状突出。此期可用补肾煎合茵陈五苓散加减。肾阳为人体阳气的根本,能促进人体的新陈代谢,即气化过程,促进精血津液的化生并使之转化为能量,使人体各种生理活动的进程加快。温阳药可以促进肾上腺皮质功能及造血功能的恢复,有提高免疫的作用,可促进 B 淋巴细胞克隆增殖,提高其识别抗原的能力,使 T 淋巴细胞转化值恢复到正常水平,提高人体的自主调节能力和祛邪能力。温肾补阳有利于增强正气,鼓邪外出。在此期若出现热毒炽盛,可加清热解毒类药。清热解毒类药一方面可以通过增强白细胞和单核巨噬细胞的吞噬功能,提高血清总补体水平,从而提高机体的非特异性免疫;另一方面又可对细胞免疫和体液免疫造成不同程度的抑制作用,降低血浆中肿瘤坏死因子 α(TNF-α)和白细胞介素 6(IL-6)的水平,抑制前炎性细胞因子的过度分泌而降低细胞免疫。

现代研究发现,中药对机体免疫的调节作用,主要是通过激活巨噬细胞、T 淋巴细胞、B 淋巴细胞,激活网状内皮系统和补体,诱导产生多种细胞因子来实现的。现代药理研究发现,中药有双向调节免疫的作用,用中医药治疗溶血性贫血极有优势。中药的双向调节作用,主要受药物的剂量、炮制、配伍与机体的机能状态两大方面的影响。针对机体不同的免疫状态,中药可显示促进或抑制免疫功能的作用,这是中医辨证论治的精髓。

医案列举

案 1. 许某,女,40 岁。初诊日期:2006 年 5 月 11 日。

[**主诉**] 乏力 3 年余。

[**现病史**] 2003 年初自觉乏力较甚,未予重视,渐渐发现巩膜轻度黄染,同年 12 月初前往某大医院就诊,经检查发现总胆红素、间接胆红素明显增高,血红蛋白 67 g/L,红细胞 $1.73×10^{12}$/L,贫血明显,网织红细胞 15%,白细胞及血小板正常;经抗球蛋白试验、尿含铁血黄素等理化检查,诊断为自身免疫性溶

血性贫血,应用糖皮质激素治疗(具体药物及剂量不详)病情好转后出院,出院后糖皮质激素逐渐减量,停用后,症状再发。近3年来反复使用糖皮质激素控制发作,近日来自觉症状加重,来我院求治。血红蛋白53 g/L,网织红细胞16%,总胆红素53.1 μmol/L,直接胆红素20.8 μmol/L。刻下:患者面色萎黄,皮肤及目珠轻度黄染,无出血,腰酸易疲劳,气虚乏力,夜眠多梦,纳呆,轻度腹胀,小便黄,大便偏烂不成形,肝、脾未及肿大,舌淡暗胖,苔白腻,脉细少力。

[诊断] 西医诊断:自身免疫性溶血性贫血(温抗体型)。

中医诊断:虚劳(脾肾两虚、湿瘀内蕴)。

[治法] 健脾补肾,利湿活血。

[方药] 方选补肾煎合茵陈五苓散加减。党参15 g、炙黄芪30 g、巴戟天15 g、炒白术9 g、茯苓15 g、炒白芍10 g、熟地黄20 g、鹿角胶(烊化)6 g、淫羊藿15 g、仙茅9 g、补骨脂9 g、枸杞子15 g、山茱萸12 g、当归10 g、制附子9 g、肉桂3 g、砂仁(后下)4.5 g、炙龟板(先煎)15 g、炒蒲黄15 g、神曲15 g、茵陈15 g、猪苓15 g、泽泻10 g、茜草15 g、丹参30 g。14剂,水煎服,每日1剂。配合激素控制溶血。

2006年5月25日患者二诊,复查血红蛋白65 g/L,网织红细胞10%,肝、肾功能未见异常。面色萎黄、周身乏力较前好转,皮肤及巩膜黄染消退,无腹胀等不适,纳食可,夜寐多梦同前,小便正常,大便正常,轻度咽干口燥,舌质暗淡,苔白微腻,脉细弱。续守原法,上方去淫羊藿、仙茅,制附子减量用6 g,加天冬15 g养阴润燥。28剂,水煎服,每日1剂。配合激素治疗。

2006年6月22日患者三诊,复查血红蛋白90 g/L,网织红细胞6%,肝、肾功能未见异常。面黄乏力明显好转,无发热,皮肤无黄染,运动后仍有心悸气短等不适,纳食可,二便调,轻度腰酸,夜寐多梦减轻,舌质淡,苔薄白,脉细。上方加阿胶(烊化)9 g,以加强补血之功。28剂,水煎服,每日1剂。激素减量。

患者应用上方加减治疗1年,血红蛋白达到正常水平,症状逐渐好转,激素已停用,效果良好。

案2. 韩某,男,35岁,初诊日期:2005年1月6日。

[主诉] 头晕乏力,尿呈茶色3月余。

[现病史] 2004年10月初自觉乏力较甚,尿呈茶色,未予重视。同年12

月初乏力加重,尿呈浓茶色,晨起明显,于外院查血红蛋白 60 g/L,尿常规正常,尿含铁血黄素试验阳性,总胆红素、间接胆红素明显增高,骨穿刺提示溶血性贫血,溶血常规检查:热溶血试验(+),酸溶血试验(++),糖水溶血试验(+++),抗人球蛋白直接试验(+++),间接试验(-);流式细胞术检测外周血中性粒细胞 CD55、CD59 缺失率分别为 0.65%、0;外周血成熟红细胞 CD55、CD59 缺失率分别为 99.6%、7.84%。诊断为自身免疫性溶血性贫血、阵发性睡眠性血红蛋白尿,予糖皮质激素治疗,1 周后乏力好转,血红蛋白升至 10 g/L 出院。出院后未坚持治疗,2005 年 1 月初症状再次复发,来我院要求中医治疗。血红蛋白 75 g/L,网织红细胞 15.4%,总胆红素 22.5 μmol/L,间接胆红素18.3 μmol/L。刻下:患者面色萎黄,皮肤无黄染,巩膜轻度黄染,神疲懒言,气短乏力,心悸,头晕,自汗,肢体困重,腰膝酸软,耳鸣目眩,尿呈酱油色,大便正常,饮食尚可,肝、脾未及肿大,舌质淡,苔白腻,脉浮大无力,两尺尤甚。

[诊断] 西医诊断:自身免疫性溶血性贫血(温抗体型)、阵发性睡眠性血红蛋白尿。

中医诊断:虚劳(脾肾两虚、湿瘀内蕴)。

[治法] 健脾补肾,利湿退黄,活血祛瘀。

[方药] 方选补肾煎合茵陈五苓散加减。党参15 g、炙黄芪30 g、土大黄15 g、巴戟天15 g、炒白术9 g、茯苓15 g、炒白芍10 g、生地黄15 g、淫羊藿15 g、仙茅9 g、补骨脂9 g、枸杞子15 g、当归10 g、制附子9 g、肉桂3 g、乌贼骨9 g、炒蒲黄(包煎)15 g、金钱草30 g、茵陈30 g、猪苓15 g、泽泻10 g、栀子9 g、丹参30 g。14 剂,水煎服,每日 1 剂。配合激素控制溶血。

2005 年 1 月 20 日患者二诊,复查血红蛋白95 g/L,网织红细胞5%,肝肾功能未见异常。神疲懒言,气短乏力,心悸,头晕之感较前好转,巩膜黄染消退,无腹胀等不适,纳食可,小便正常,大便偏软,次数增多,舌淡红,苔白微腻,脉细弱。上方去土大黄、山栀子,茵陈减量用15 g,加鹿角胶(烊化)6 g、龟板胶(烊化)6 g 滋阴填精,益气壮阳之功效。14 剂,水煎服,每日 1 剂。激素减量。

2005 年 2 月 3 日患者三诊,复查血红蛋白120 g/L,网织红细胞3%,肝肾功能未见异常。面黄乏力明显好转,纳食可,二便调,轻度腰酸耳鸣,舌质淡红,苔薄白,脉细。上方去茵陈、猪苓、金钱草,制附子减量为 6 g。28 剂,水煎服,每日 1 剂。激素继续减量。

患者应用上方加减治疗半年,血红蛋白达到正常水平,症状逐渐好转,停用激素,未再复发。

[**按语**] 本病以正虚为本,邪实为标,在施治之时,亦当分清湿、热、虚、瘀孰轻孰重,加以侧重;同时注意涉及脏腑深浅,肝、胆、脾、肾偏倚;病程长短、患者体质、感邪深浅均为决定疾病发展的重要因素。案1患者因先天禀赋不足,加之后天失于调养,病情反复发作。证属脾肾两虚,湿瘀内蕴,治以健脾利湿为主,兼以补肾活血,选用补肾煎合茵陈五苓散加减。补肾煎健脾补肾填精,益气养血;茵陈五苓散利湿退黄,加炒蒲黄、茜草、丹参活血化瘀。在治疗过程中,曾出现燥热伤阴之象,故及时调整,减轻温燥之品,加少量养阴之剂,使药物温而不燥,黄退后减利湿退黄药物。整个治疗处方用药加减有序,运用灵活,直达病所。案2患者诊断自身免疫性溶血性贫血(温抗体型)、阵发性睡眠性血红蛋白尿。这提示如遇到溶血性贫血一定仔细检查,以免遗漏诊断。阵发性睡眠性血红蛋白尿的发病机制目前尚不清楚,但红细胞存在内在缺陷已为大多数人所公认。此外,血清酸化后可使患者的红细胞溶解。因此,对药物进行调整,尽量保持血液环境趋于碱性(pH上升),凡属酸性药物尽量避免使用,如山茱萸;另外,则加重碱性药物剂量,如乌贼骨。治分主次,顾及全面,治疗疾病可收到较好的疗效。

第四章
恶性淋巴瘤

第一节 概　述

　　恶性淋巴瘤(malignant lymphoma，ML)是一组起源于淋巴网状系统的恶性肿瘤,多发生于淋巴结和(或)结外部位淋巴组织,按病理和临床特点可分为霍奇金淋巴瘤(Hodgkin's lymphoma，HL)和非霍奇金淋巴瘤(non-Hodgkin's lymphoma，NHL)两大类。作为发病率增长最快的血液系统恶性肿瘤,其病因及机制目前尚不明确,但与感染、病毒、免疫功能降低和遗传易感性等有关。长期以来,中医治疗恶性淋巴瘤,大多医家认为病因病机多为素体正虚,脏腑亏损,加之情志失调,饮食不节,令肝气郁结,脾虚生痰,导致气郁痰结,寒痰凝滞,血燥风热,肝肾阴虚等;或六淫邪毒,乘虚而入,毒陷阴分,留而不去,阻滞经络,久则渐成恶核;又罹病日久,气血耗伤,而又见气血两虚诸证。辨证首当辨明邪正盛衰,寒热虚实,主要治疗原则是疏肝解郁,温化寒凝,化痰散结,养血润燥,滋补肝肾等。

　　关于恶性淋巴瘤,中医古代文献中未见有明确的病名记载。但是,根据恶性淋巴瘤的临床表现,发病演变经过及预后情况,一般认为古代文献及历代医家对本病的描述可散见于"痰核""失荣""恶核"等病症范畴之中,且有丰富的相似记载。如"失荣",明代陈实功首次提出"失荣"病名,并在《外科正宗》中对该病的临床表现、病势病位、转归发展予以详细阐述,即"失荣者……其患多生肩之上,初起微肿,皮色不变,日久渐大,坚硬如石,推之不移,按之不动;半载一年,方生阴痛,气血渐衰,形容瘦削,破烂紫斑,渗流血水。或肿泛如莲,秽气熏蒸。"时至清代,对失荣的认识及对病名的理解进一步加深,高秉钧在《疡科心得集》中提出,"失荣者,犹树木之失于荣华,枝枯皮焦故名也。生于耳前后及项间,初起形如栗子,顶突根收,如虚疾痃瘤之状,按之石硬无情,推之不肯移动,如钉着肌肉是也。不寒热,不觉痛,渐渐加大,后遂隐隐疼痛,痛着肌骨,渐渐溃破,但流血水,无脓,渐渐口大,内腐,形如湖石,凹进凸出,斯时痛甚彻心"。高秉钧取类比象,进一步对"失荣"病名进行详尽描述,并从病位、病形、病势、病性等多方面对临床症状加以概括,使得该病全貌跃然于纸上,切实指导了临床。另如"痰核","痰核"病名首见明代李梴的《医学入门》,泛指体表的局限性包块。清代医家林佩琴在此基础上进一步对痰核进行描述,其所著《类证治裁》中记载:"结核经年,不红不疼,坚而难愈,久而肿痛者为痰核,多生耳、项、肘、腋等处",不仅对痰核的症状特点及好发部位进行了描述,同时还指出了该病"坚而难愈"的不良预后。还如"恶核","恶核"病名出自东晋葛洪的《肘后备急方》。《肘后备急方》曰:"恶核病者,肉中忽有核如梅李,小者如豆粒,皮中惨痛,左右走,身中壮热,恶寒是也。"唐代孙思邈《备急千金要方·瘰疬》曰:"恶核病者,肉中忽有核累累,如梅李核,小者如豆粒,皮肉瘆痛,壮热瘰索恶寒是也,与诸疮根瘰疬结筋相似""恶核病卒然而起,有毒。若不治入腹,烦闷杀人";唐代孙思邈《千金翼方·恶核》曰:"凡恶核似射工……时有不痛者,不痛便不忧,不忧则救迟,救迟则杀人,是以宜早防之""初如粟米,或如麻子,在肉裹而坚似,长甚速,初得多恶寒,须臾即短气"。吴正翔教授对痰核、恶核疾病加以归纳,并且求同存异,于细微处加以鉴别指导临床,同时还提出该病毒发五脏、速长难消的论断,为后世所宗。

恶性淋巴瘤是严重威胁人类健康的一类常见疾病,放、化疗作为本病的主要治疗手段,有其一定的疗效,但也常常引起骨髓抑制、免疫功能低下等严重不良反应,使患者难以坚持治疗,或有的患者体质过敏不能耐受放、化疗的治疗。此外,在应用化疗药物治疗过程中出现的耐药性和药物性肝损伤已成为目前临床治疗中的难题之一。因此,有必要在对患者进行西医治疗的同时辅助以疗效确切的中医中药的专病专方治疗,以期收到减毒增效之功。吴正翔教授认为恶性淋巴瘤是"以气虚痰毒凝聚"为主要病机,"益气消积化癥"为治疗总则,在临床实践中对本病的病因病机、辨证分型等进行了归纳总结,并自拟了治疗专方——吴氏消瘤散(国家专利号:ZL 2008 1 0043770.9),经多年的临床验证,治疗恶性淋巴瘤效果显著。

第二节　病因病机认识

《灵枢·九针论》中曰："时者,四时八风客于经络之中,为瘤病者也",《灵枢·五变》曰："余闻百疾之始期也,必生于风雨寒暑,循毫毛而入腠理……或为留痹,或为积聚",认为外感六淫之邪为恶性肿瘤发生的重要原因。在认识到六淫外邪致病的同时,更加强调人体正气的决定作用,如《灵枢·百病始生》说:"壮人无积,虚则有之",又《医宗必读》提出:"积之成也,正气不足,而后邪气踞之",《外证医案》更明确指出"正气虚则成岩"。经过多年来的临床观察与总结,认识到恶性淋巴瘤发病多因素体正虚,脏腑亏损,加之情志失调,饮食不节,令肝气郁结,脾虚生痰,导致气结痰凝;或六淫邪毒,乘虚而入,毒陷阴分,稽留不去,阻滞经络,久则渐成恶核。其临床上病机特点多见气郁痰结、寒痰凝滞、血燥风热、肝肾阴虚等,其中气郁痰结,则胸闷胁胀;寒痰凝滞,则形寒怕冷;血燥风热,则肤痒便结;肝肾阴虚,则潮热盗汗、腰酸腿软等;罹病日久,气血耗伤,患者可见气血双亏诸证。

第三节　组方的运用

一、经验方

(一)逍遥散适用于气郁痰结型

症见胸闷不舒,两胁作胀,颈、腋及腹股沟等处肿块累累,脘腹结瘤,皮下硬结,消瘦乏力。舌质淡暗,苔白,脉弦滑。治以疏肝解郁,化痰散结法。临床多选用逍遥散(宋代《太平惠民和剂局方》)加减。方药组成:柴胡、白芍、白术、茯苓、生甘草、夏枯草、当归、青皮、浙贝母、漏芦、黄药子、海藻、生石决明等。

(二)阳和汤适用于寒痰凝滞型

症见颈项耳下肿核,不痛不痒,皮色不变,坚硬如石,形寒怕冷,神倦乏力,面苍少华,不伴发热。舌质暗红,苔白,脉沉细。治以温化寒凝,化痰散结法。临床多选用阳和汤(清代《外科全生集》)加减。方药组成:熟地黄、麻黄、白芥子、肉桂、炮姜、鹿角胶、皂角刺、天南星、夏枯草、山慈菇、壁虎、生甘草等。

（三）防风通圣散适用于血燥风热型

症见口干烦躁,发热恶寒,皮肤瘙痒、红斑、硬结,大便燥结,溲黄短。舌质红,苔白黄,脉细弦。治以养血润燥,疏风清热散结法。临床多选用防风通圣散(金代《宣明论方》)加减。方药组成:防风、连翘、川芎、当归、白芍、栀子、桔梗、黄芩、丹皮、生地黄、玄参、麦冬、石上柏、大黄等。

（四）和荣散坚丸适用于肝肾阴虚型

症见五心烦热,午后潮热,盗汗,腰酸腿软,倦怠乏力,形体消瘦,多处淋巴结肿大。舌红暗,苔少,脉细数。治以滋补肝肾,解毒散结法。临床多选用和荣散坚丸(清代《医宗金鉴·外科心法要诀》)加减。方药组成:川芎、白芍、当归、茯苓、熟地黄、陈皮、桔梗、香附、党参、海蛤壳、昆布、浙贝母、红花、夏枯草、蛇六谷等。

在上述辨证分型的基础上,还应根据患者的具体临床表现调整用药以获良效。如气血两虚,面色苍白,纳呆,便溏者加黄芪、炒白术、炮姜炭;低热者加白薇、银柴胡;高热者加连翘、竹叶、青蒿;盗汗者加浮小麦、煅龙骨、煅牡蛎;皮肤瘙痒者加白鲜皮、苦参、乌梢蛇;肝、脾肿大者加三棱、莪术、炙鳖甲;贫血者加紫河车、何首乌、阿胶等。

二、吴氏消瘤散（自拟方）

吴正翔教授在长期的临证诊疗实践中认识到恶性淋巴瘤以脏腑功能失调,气虚水湿失运,凝聚为痰,气滞血瘀为其根本;病久痰毒恶核聚积,日久而见痰核累累,在治疗上应以益气消积化癥为总则,自拟治疗恶性淋巴瘤的专方——吴氏消瘤散,主治恶性淋巴瘤或实体瘤,证见气虚痰毒凝聚者。

【药物组成】 蛇六谷(先煎)15 g、山慈菇 15 g、漏芦 12 g、石打穿 20 g、石见穿 20 g、石上柏 15 g、太子参 15 g、白术 12 g、薏苡仁 30 g、枳实 12 g、墓头回 15 g、急性子 15 g、炙龟板(先煎)15 g、炙鳖甲(先煎)20 g、土鳖虫 15 g。

【功效】 清热解毒,益气消积,软坚化癥。

【服法】 每日 1 剂,水煎服,每日 2 次,每次约 150 mL,饭后 1 小时服为宜。

【适应证】 证见以脏腑功能失调,气虚水湿失运,凝聚为痰,气滞血瘀,病久痰毒恶核聚积,而见痰核累累之淋巴瘤,各种淋巴结肿大,以及肺癌、肝癌、胃癌等实体瘤的辨证治疗。

【禁忌证】 高热、阴虚内热者慎用,对本方过敏或不耐受者禁用。

【现代临床运用】 吴氏消瘤散方中蛇六谷为君药,味辛、苦,性寒,能化痰消积,清热解毒散结,化瘀止痛,其针对恶性淋巴瘤形成的热毒、痰凝、气滞、血瘀等原因,从源头遏制恶性淋巴瘤的发生发展。太子参为臣药,味甘、微苦,性平,既能益气健脾,又可养阴生津,且药力平和,是一味清补之品,适合肿瘤患者气阴两虚,脾虚体倦,自汗口渴等症。白术、薏苡仁、枳实、龟板、炙鳖甲、漏芦、山慈菇、墓头回、石打穿、石见穿、石上柏、急性子、土鳖虫为佐药,进一步协助君臣药扶正祛邪的作用,共同增强君药清热解毒,化瘀散结作用。其中漏芦、山慈菇、墓头回、石打穿、石见穿、石上柏、蛇六谷、急性子这些药物现代药理研究亦证实具有抗肿瘤作用。诸药合用,共奏益气消积化癥之功,补消并用,以消为重,从而调节人体代谢内环境失衡,纠正脏腑功能失调,即"内虚",调动人体自身的免疫系统,达到直接或间接的化"痰毒"及调动人体免疫调节反馈机制,起到治疗恶性淋巴瘤,延长患者生存期,提高生存质量的目的,疗效满意。经临床验证,对于化疗疗效不佳的恶性淋巴瘤患者或其他实体肿瘤病患,加用本方治疗尤为适宜。

一项动物药理实验研究建立小鼠 S180 肉瘤移植瘤模型、小鼠 B16 黑色素瘤移植瘤模型、人肺腺癌 A549 裸鼠异种移植瘤模型,评价吴氏消瘤散的体内抗肿瘤活性。研究结果显示,吴氏消瘤散低、中、高剂量对鼠 S180 肉瘤细胞及人肺腺癌 A549 细胞,中、高剂量对小鼠 B16 黑色素瘤细胞的生长有一定抑制作用,抑瘤率 S180 肉瘤低剂量组为 29.07%~39.74%、中剂量组为 33.99%~41.01%、高剂量组为 43.21%~51.56%;人肺腺癌 A549 低剂量组为 25.17%~33.69%、中剂量组为 31.04%~38.84%、高剂量组为 34.55%~44.66%;B16 黑色素瘤中剂量组为 26.45%~35.66%、高剂量组为 39.59%~67.21%。结论显示,吴氏消瘤散具有一定的抗肿瘤作用。受试药吴氏消瘤颗粒能够剂量依赖性地激活小鼠 NK 细胞的活性,同时也能够明显促进小鼠脾淋巴细胞的增殖。吴氏消瘤颗粒 50 g/kg、25 g/kg 对小鼠溶血素抗体生成具有明显促进作用,说明该药可增强体液免疫,吴氏消瘤颗粒 50 g/kg、25 g/kg 具有促进小鼠腹腔巨噬细胞吞噬作用,并与剂量有一定相关性。

另一实验研究表明,吴氏消瘤颗粒以 50 g 生药/kg、25 g 生药/kg、12.5 g 生药/kg,口服给药,每天 1 次,连续 14 天,对人体肿瘤淋巴瘤 V937、Daudi 及 Namalwa 异种移植于裸小鼠模型的疗效试验。结论:吴氏消瘤颗粒样品 50 g

生药/kg 对人体肿瘤淋巴瘤 Daudi 有一定的抑制作用,对人体肿瘤淋巴瘤 V937、人体肿瘤淋巴瘤 Namalwa 显示抑瘤趋势。这对实验鼠的体重及与阴性对照组分析有意义。

医案列举

案 1. 富某,男,74 岁。初诊日期:2004 年 11 月 3 日。

[**主诉**] 胃淋巴瘤术后 1 年,时伴胃脘不适。

[**现病史**] 患者于 2003 年 10 月 28 日在上海某医院诊治,胃镜活检:病理诊断为胃角非霍奇金淋巴瘤(弥漫型,小淋巴细胞型),倾边缘区 B 细胞淋巴瘤(MACT 型),血吸虫病,肝囊肿。2003 年 11 月 5 日行胃癌根除术。术后病理示胃窦小弯侧单结节,边缘区 B 细胞淋巴瘤,浸润至浆膜外累及胃大弯淋巴结、胃小弯淋巴结;二侧切缘大网膜未见肿瘤累及。其后用环磷酰胺、5-氟尿嘧啶、长春新碱等药物化疗,共 6 个疗程。刻下:纳食如常,大便间日一次,成形,色黄,颈左侧淋巴结 3~4 个,如黄豆大小,活动,无发热,舌苔淡黄腻,脉弦滑。血常规示白细胞 $6.2×10^9$/L,血红蛋白 129 g/L,血小板 $226×10^9$/L。

[**诊断**] 西医诊断:胃非霍奇金淋巴瘤术后;颈、腋淋巴结肿大。

中医诊断:痰核,癥积(痰毒恶核内聚)。

[**治法**] 清化痰浊,软坚消积。

[**方药**] 吴氏消瘤散加减。蛇六谷(先煎)15 g、太子参 20 g、石见穿 25 g、山楂炭 15 g、山慈菇 15 g、炙黄芪 25 g、漏芦 25 g、苍术 15 g、川厚朴 12 g、青皮 12 g、陈皮 12 g、炒白芍 15 g、制半夏 15 g、砂仁(后下)3 g。水煎服,每日 1 剂。同时服用小金丸,每日 1 次,每次半支;冬凌草片,每日 3 次,每次 5 粒。患者自停用化疗药后,坚持服汤药治疗调理,病情稳定,血常规指标正常,无淋巴结肿大。2008 年 6 月 20 日复查血常规示白细胞 $5.7×10^9$/L,血红蛋白 115 g/L,血小板 $199×10^9$/L。淋巴结无明显肿大。

案 2. 周某,女,13 岁。初诊日期:2005 年 5 月 12 日。

[**主诉**] 行淋巴瘤化疗术后 1 年,颈部疼痛伴低热。

[**现病史**] 患者于 2004 年 10 月 5 日无意中发现右锁骨上淋巴结肿大,在上海某医院行淋巴结活检术,术后病理报告示右颈、胸"霍奇金淋巴瘤结节硬化型"。在该院化疗 9 个疗程。2005 年 5 月 10 日 CT 检查示气管前腔静脉后

浅淋巴结肿大。2005年5月30日至6月8日行右侧全颈+左侧半颈+全纵隔放疗。2005年12月复查胸部CT示前上纵隔不规则肿块,考虑淋巴瘤侵及心包。患儿家属考虑到放化疗后的毒副伤害,故来我院寻求中医药治疗。刻下:双侧颈部疼痛隐隐,无明显肿块,午后时有低热,纳食欠香,二便调,苔淡黄薄腻,脉小滑。

　　[诊断] 西医诊断:霍奇金淋巴瘤。

　　　　　　中医诊断:痰核,癥积(痰毒恶核内聚)。

　　[治法] 健脾化痰,软坚消积。

　　[方药] 吴氏消瘤散加减。太子参20 g、丹参12 g、茵陈12 g、焦山楂12 g、小蓟25 g、茯苓15 g、炒白术15 g、炒白芍12 g、桃仁12 g、制半夏12 g、全蝎粉2 g、生薏苡仁25 g、山药20 g、炙龟板(先煎)15 g、蛇六谷(先煎)12 g、生地黄12 g、山茱萸12 g、墓头回15 g、山豆根5 g、石打穿20 g、大枣7枚。水煎服,每日1剂。并予小金丸,每日1次,每次半支口服,病程中患者有扁桃体肿大予冬凌草片,每日3次,每次5粒,口服。

　　服药2个月后症情平稳,续汤药调治。2005年7月25日查血常规示白细胞3.7×10⁹/L,血红蛋白124 g/L,血小板204×10⁹/L。2005年12月25日复查CT示前上纵隔不规则肿块,考虑淋巴瘤侵及心包。患者无明显不适症状,续守原方药治疗,偶遇纳差,二便不调,睡眠不安,予方药略做调整,未再行放化疗。患者少有感冒,服药3年余,病情稳定,体重48 kg,能正常学习。2008年2月10日胸部CT平扫未见明显异常。2008年10月6日血常规示白细胞8.9×10⁹/L,血红蛋白136 g/L,血小板204×10⁹/L。

　　[按语] 以上两例恶性淋巴瘤病案,吴正翔教授辨为痰毒恶核内聚,从癥积论治,均投吴氏消瘤散加减用药,以冀益气消积化癥之效。患者富某自停用化疗药后,4年来坚持服汤药治疗调理,虽已耄耋之年,至今病情稳定,常规血细胞检查正常,无淋巴结肿大。女孩周某患病后分别于2004年10月和2005年5月放化疗治疗,2005年12月复查胸部CT示前上纵隔不规则肿块,考虑淋巴瘤侵及心包。当时家属根据患儿无明显临床症状,还担忧放化疗的毒副反应,坚持用中医药治疗,服汤药3年余,复查胸部CT示未见明显异常,2008年10月血常规检查正常,且能正常学习。两例患者采用吴氏消瘤散加减用药治疗,坚持服中药数年,病情稳定,达到提高患者生存质量,延长生存期,降低复发率的疗效。

第五章
慢性粒细胞白血病

第一节 概　述

慢性粒细胞白血病(chronic myelocytic leukemia, CML)是源于造血干细胞异常的恶性克隆性疾病,病情重危凶险,严重地威胁着患者的生命。以髓系细胞慢性增殖为特点,其外周血以粒细胞增高和出现各阶段幼稚粒细胞为特征。慢性粒细胞白血病病因目前尚不明确,据有关资料表明,其发病因素与化学物质、电离辐射、遗传因子有明显关系,而与病毒之间是否有关系尚无足够证据。受累的细胞存在 Ph 染色体,即 9 号染色体 $c-Abl$ 癌基因易位到 22 号染色体的 BCR 基因处,其编码的 $BCR-ABL$ 融合基因是慢性粒细胞白血病发病的分子基础,其方式是通过介导粒系细胞的增殖和转化,这些白细胞在骨髓内聚集,抑制骨髓的正常造血;并且能够通过血液在全身扩散,导致患者出现贫血、出血、感染及器官浸润等。根据临床表现,凡不明原因的持续性白细胞数增高、有典型的骨髓象与血常规指标变化、中性粒细胞碱性磷酸酶积分呈阴性或减低、脾脏肿大、骨髓细胞 Ph 染色体或 $BCR-ABL$ 融合基因阳性,即可确定诊断。

慢性粒细胞白血病约占成人白血病的 15%～20%,发病率为 1～2/10 万,男女比例约为 1.4∶1。30%～40% 的慢性粒细胞白血病患者确诊前并无症状,多数是在体检时查血常规才发现,中位生存期为 3～5 年。慢性粒细胞白血病进展缓慢,根据骨髓中白血病细胞的数量和症状的严重程度,临床上整个病程分为三期:慢性期(CP)、加速期(AP)、急变期(BP)。慢性粒细胞白血病的治疗方法主要以羟基脲、α 干扰素、化疗、脾脏放疗为主,此类传统治疗方案疗效差、副作用大,且不能从根本上消除致病的 $BCR-ABL$ 基因,因而无法使患者获得遗传学或分子生物学缓解;异基因造血干细胞移植被认为是有望治愈慢性粒细胞白血病的唯一方法,但是,受到年龄与合适供体的限制,且移植相关并发症发生率高、死亡风险大,因而只有小部分患者能做异基因造血干细胞移植;靶向治疗使慢性粒细胞白血病患者获得良好的细胞遗传学,甚至分子生物学缓解,但仍有部分患者出现耐药。

根据慢性粒细胞白血病在病情发展过程中出现的乏力,疲倦,发热,气短,自汗和(或)盗汗,消瘦,出血,以及肝、脾、淋巴结肿大等方面的临床症状,可分别把它们归于中医学的"虚劳""发热""血证""癥积""积聚"等范畴中。《黄帝内经》云:"邪之所凑,其气必虚。"《医宗必读》亦云:"积之成也,正气不足,而后邪气踞之。"《诸病源候论》中曰:"虚劳之人,精髓萎竭,血气虚弱,不能充盛肌肤,故此羸瘦也。"并载有"其病不动者,直名为癥"。《金匮要略》曰:"五劳虚极羸瘦,腹满不能饮食……内有干血,肌肤甲错,两目暗黑""虚劳里急,悸,衄,腹中痛,梦失精,四肢酸痛,手足烦热,咽干口燥。"对于慢性粒细胞白血病患者中出现的肝脾肿大,在祖国医学中也曾有因外邪而致此病(积、积聚等)的记载,《素问·百病始生》讲到"积之始生,得寒乃生",《圣济总录》论"骨蒸疬癖"记载"骨蒸之人,肌肤瘦悴,荣卫虚弱,真阴内耗,所饮之水,不能销铄,留滞胁肋,遂成痼疾,块硬不消。"《诸病源候论》中讲到"积聚者,乃阴阳不和,脏腑虚弱,受于风邪,搏于脏腑之气所为也。"其病机是以肺、脾、肝、肾等脏腑的亏虚为本,痰毒瘀结为标,而髓外浸润则属于中医学传变理论的范畴。临床上治疗多以活血化瘀、扶正、清热解毒、益气养阴等法为主。

第二节　病因病机认识

吴正翔教授认为慢性粒细胞白血病的病因是人体正气先虚,如先天不足,禀赋薄弱,或正虚致邪气客而不去,日久气血两亏,阴精耗伤,形气衰微,而成虚劳;或气滞血瘀,脉络阻塞,痰湿不化,痰瘀互阻,结于胁下,而成癥块。本病病位在骨髓,累及血分,与五脏相关。吴正翔提出因虚致病,因病致虚,虚实夹杂,本虚标实为本病发病机制。他认为伏邪是发病及恶化的基础,先天禀赋不足、后天劳损是病因,肾精亏损是病机关键,髓络毒瘀是最后结果。

气阴两虚:先天禀赋不足,复因后天失养,导致脏腑亏虚,百骸失养,虚劳乃成。正虚或复受外毒,则伏毒泛溢,邪毒蕴积于内,日久化热,耗气伤阴,因而患者早期常表现为气阴耗伤的证候。

气滞血瘀：郁怒伤肝，忧思伤脾，气血失和，阴阳失调。情志不畅，肝气郁结，气机不畅，脏腑失调，气滞血瘀，瘀证乃生；思则气结，痰瘀内停，痰瘀与邪毒相互搏结久而成癥积、瘰疬。

正虚瘀结：因过度劳累，饮食不节，情志失调所致正气虚衰，因情治失调，肺气郁结或热毒损伤，使经络失和，气机阻滞，外邪热毒，乘虚侵犯人体耗伤气血，损伤骨髓，热毒与气血互结，气滞血瘀日久渐成积聚。久致髓海瘀阻，新血无以化生，又可加重血虚。

第三节　组方的运用

一、经验方

（一）辨证分型

1. 三才封髓丹适用于气阴两虚型

症见面色少华，倦怠乏力，眩晕，心悸，五心烦热，胁下疼痛，腰酸膝软，自汗盗汗，午后潮热，脉细数，苔薄白，质红形胖，多见于慢性白血病活动期有贫血表现者。治拟益气养阴清热。临床多选用三才封髓丹（元代《卫生宝鉴》）加减。方药组成：党参、北沙参、生地黄、天冬、半枝莲、白花蛇舌草、青黛、炒黄柏、山楂、神曲、炙龟板、鳖甲、牡蛎。遇潮热加青蒿、地骨皮；癥积则加三棱、莪术、桃仁等。

2. 血府逐瘀汤适用于气滞血瘀型

症见腹胀，胁下癥块明显，或肢体肿块作痛，胸胁胀痛，低热起伏，自汗盗汗，夜眠心烦，面色虚黄，神疲乏力，舌质淡、形胖边有齿印，或舌质紫暗，有瘀斑，脉弦。多见于慢性白血病活动期、复发期。治拟清热行气，祛瘀生新。临床多选用血府逐瘀汤（清代《医林改错》）加减。方药组成：太子参、白术、柴胡、枳壳、当归、赤芍、桃仁、红花、三棱、莪术、山慈菇、青黛、丹参、鳖甲、龟板、土鳖虫、甘草。便秘者加生大黄；热甚则加龙胆草、生石膏、大青叶等。

3. 八珍汤适用于正虚瘀结型

症见面色苍白，乏力低热，自汗盗汗，时有生白痦，口臭，骨痛体痛，左胁下癥块肿大坚硬（脾肿大），体表痰核日益增大，如鸡子卵，推之不移，形体瘦削，纳减,或衄血,舌淡有瘀斑或舌红光滑,脉细弱,多见于慢性白血病终末期。治以益气养血,软坚散结。临床多选用八珍汤(明代《正体类要》)加减。方药组成:皮尾参(另煎,冲)、北沙参、南沙参、白芍、赤芍、地黄、茯苓、白术、陈皮、三棱、莪术、龟板、鳖甲、桃仁、青黛、乌药、土鳖虫等。

(二)分期治疗

1. 临床期的证候虚实与治法

此期迁延1~5年。患者有面色少华(称白色面容)血虚表现的,亦有面色暗红(称红色面容)血实表现的。但都有头晕,困倦乏力,气虚症状重于血虚证候。胁为肝胆之分野,患者多数有左胁部胀满痞块(脾肿大或肝脾肿大),口苦,舌胖,边有齿印,苔白腻或黄白腻,舌质暗红,舌面有瘀点和瘀斑,鼻衄等肝胆湿热壅滞,痰瘀凝聚的实证"癥积"所在。此时血常规指标最突出的改变是白细胞总数显著增高,出现大量幼稚粒细胞,但以中幼粒以下各阶段细胞为主。身恶热,或时有烘热,面红目赤,口唇暗红,自汗或盗汗,汗出见湿乃生白㾦,脉弦数或弦滑数,为血实。营血伏热"蒸病",蒸外发之汗出,属劳热火盛的见证。其病机为肝胆实热,痰瘀凝聚,清肝化瘀为基本治法。清肝化瘀汤由龙胆草、炒黄芩、焦栀子、川黄连、制大黄、大青叶、青黛、车前子、泽泻、赤芍、丹参、三棱、莪术、狗舌草、白花蛇舌草、泽兰等组成。胁下痞块(肝脾肿大)者加靛玉红片,每日3次,每次2~4片。胁痛较重者加生香附、生延胡索。凡患者肝经实火,痰瘀凝聚,癥积未消散时,使用本方不必虑其通下之力,津液未伤,可守方苦寒直折,软坚化瘀,连续服药数月,至胁下痞块消肿,血常规指标与骨髓象恢复正常时,再递减剂量,代以六君子汤(明代《医学正传》),温胆汤(唐代《千金要方》)调其脾胃,以善其后。

2. 终末期的证候虚实与治法

此期症情多变,急变后3~6月内死亡。此期患者形体开始消瘦,面色白或虚黄色暗(多为化疗药物引起),头晕,困倦乏力,舌质淡胖,脉数或弦滑数,日晡潮热,五心烦热,自汗盗汗。因"热劳""癥积"日久,耗伤气血,精气被夺,形神俱伤,属于五劳、六极的范畴,其虚极羸瘦的状态,为精气内虚。胁下缩小的痞块又再起肿大,身疼骨痛,于颈、颌下、腋窝、腘窝等处滋生"痰核""痰毒",恶证迭起。此时白细胞总数增高,骨髓象酷似急性白血病,发生急变,为痰瘀凝结经络,客于脏腑的实证。本期为正虚邪实,精气被夺,已临至虚有盛候的残局。切忌苦寒直折,逐瘀攻下法。以"损者益之""养正积自除"为基本治法,治以缓中补虚,软坚散瘀。方选补中益气汤(金代《脾胃论》)和血府逐瘀汤(清代《医林改错》)参考应用:党参、黄芪、白术、陈皮、升麻、柴胡、当归、赤芍、桃仁、当归尾、红花、三棱、莪术、山慈菇、丹参、龟板、甘草。同时酌加外科蟾酥丸(清代《外科正宗》),每日3 g。如腰背酸痛,颧红,舌红,衄血,肺肾阴虚,阴血不能内守,火热进入,逼血妄行者,取三才封髓丹和茜根散(明代《景岳全书》)加减。劳热不退,肌肤蔓生肿块,汗出淋漓,骨节烦痛者,治以滋阴清热,通络止痛,青蒿饮加减(青蒿、柴胡、甘草、知母、龙骨、麦冬、桃枝、柳枝、大青叶、牡丹皮),并同时服牛黄醒消丸(宋代《太平惠民和剂局方》)。

二、清肝化瘀汤（自拟方）

慢性粒细胞白血病极为隐匿,在临床前期可谓"病者无所苦",及至临床期才开始出现症状,辨证与辨病从此时开始,"观其脉证,知犯何逆,随证治之"。本病发病必有精气内虚,复感瘟毒,内外搏结而成癥积,日久伤及肝、脾、肾、骨,引起气血津液失调,初期以实证居多,后期为精气内夺,虚实相兼,变证多端。吴正翔教授认为慢性粒细胞白血病是以"虚毒瘀"为主要病机,"补虚解毒化瘀"为治疗总则,在临床实践中对本病的病因病机、辨证分型等进行了归纳总结,并自拟了治疗专方——吴氏清肝化瘀汤,经多年的临床验证,治疗临床期的慢性粒细胞白血病效果显著。

【药物组成】　龙胆草5 g、太子参30 g、地骨皮24 g、大青叶30 g、赤芍9 g、当归尾10 g、焦栀子12 g、丹参12 g、制大黄9 g、半枝莲20 g、三棱12 g、莪术12 g、土鳖虫15 g、牡丹皮20 g、白英20 g、青黛6 g、焦神曲12 g。

【功效】　清热祛瘀。

【服法】　每日1剂,水煎服,每日2次,每次约150 mL,饭后1小时温服为宜。

【适应证】　证见以气滞血瘀、气虚血热之慢性粒细胞白血病加速期的辨证治疗。

【禁忌证】　无高热、阴虚内热者慎用,对本方过敏或不耐受者禁用。

【现代临床运用】　用太子参扶正固本;龙胆草、地骨皮、大青叶、赤芍、山栀、制大黄、半枝莲、白英、青黛等清热解毒;当归尾、丹参、三棱、莪术、土鳖虫等理气活血,养血,疏通气机,消瘀血以祛瘀生新;焦神曲调护脾胃。诸药合用,扶正祛邪,清热祛瘀。初诊时病例都处于慢性期,多辨证为肝热血瘀型,治以清肝化瘀为主,长期服用。脾虚甚者,以六君子汤加减调其脾胃;肝火旺者,加用龙胆泻肝丸泻肝胆实火;肝郁气滞甚者,辅以柴胡疏肝散加减,疏肝解郁;根据血常规指标,酌情加用靛玉红或甲异靛、羟基脲、白消安。慢性粒细胞白血病加速期和急变期多辨证为热毒炽盛型和正虚邪实型,治以清肝化瘀,益气养阴,予清肝化瘀基本方和补中益气汤、三才封髓丹等参考应用,酌情化疗。

临床总结分析以清肝化瘀法为主治疗慢性粒细胞白血病 52 例的远期疗效。结果表明,中数生存期 76 个月,生存期大于 96 个月 20 例,5 年生存率为 85%,明显优于单用靛玉红、甲异靛、羟基脲、白消安等药物的临床疗效。

临床资料显示,采用小剂量 HA 方案与清肝化瘀汤联合治疗慢性粒细胞性白血病加速期患者 20 例,加速期完全缓解率达 80%,症状缓解的患者可以逆转,进入慢性期,延长了生存期。

慢性粒细胞白血病慢性期患者 CD3、CD4、CD8、NK 细胞比例均比正常值明显降低,清肝化瘀汤治疗后比例上升,提示清肝化瘀汤有促进 T 淋巴细胞免疫功能恢复的作用。另一项研究结果显示,该药对慢性粒细胞白血病慢性期(肝热血瘀型)疗效确切,细胞因子水平中 IL－2、可溶性 IL－2 受体、TNF－α 治疗前后有显著差异($P<0.05$),其作用机制可能与改善细胞因子水平有关。

医案列举

案 1. 贾某,女,30 岁。初诊日期：2007 年 7 月 14 日。

[**主诉**] 咳嗽 3 月余。

[**现病史**] 述于 2007 年 4 月 3 日因白细胞升高 11.7×10^9/L,咳嗽 2 个月不止,伴脾脏肿大,到上海某医院就诊,经骨髓穿刺、染色体检查确诊为慢性粒细胞白血病。刻下：血常规示白细胞 17.7×10^9/L,血红蛋白 114 g/L,红细胞 4.01×10^{12}/L,血小板 392×10^9/L,平时易感冒,神疲乏力,纳食如常,大小便调。脾肋下三横指,剑突下二指,肝脏未及,胸骨压痛,指甲色素沉着,苔薄白,脉细数。

[**诊断**] 西医诊断：慢性粒细胞白血病。

中医诊断：痰核,癥积(气滞血瘀,气虚血热型)。

[**治法**] 疏肝健脾,清热祛瘀。

[**方药**] 清肝化瘀汤加减。太子参 15 g、苍术 15 g、厚朴 10 g、陈皮 12 g、茯苓 15 g、生薏苡仁 20 g、柴胡 12 g、丹参 15 g、炙鳖甲(先煎)15 g、炙龟板(先煎)

15 g、土鳖虫15 g、莪术 15 g、大青叶 25 g、白英 20 g、白花蛇舌草 30 g。21 剂,水煎内服,每日 1 剂。甲磺酸伊马替尼片(格列卫)300~400 mg,每日 1 次。

2007 年 8 月 4 日二诊,伤食腹泻 3 天伴腹痛,血常规示白细胞 4.37×10^9/L,血红蛋白 125 g/L,红细胞 4.25×10^{12}/L,血小板 81×10^9/L,前基本方中加入藿香 12 g、佩兰 12 g、黄连 4 g、炒防风 12 g、姜半夏 15 g 等以健脾燥湿。10 剂,水煎内服,每日 1 剂。

2007 年 8 月 15 日三诊,发热咽痛咳嗽有痰,血常规示白细胞 6.5×10^9/L,血红蛋白 112 g/L,红细胞 3.98×10^{12}/L,血小板 357×10^9/L。方药加炒黄芩 15 g、板蓝根 15 g、鱼腥草 30 g、野荞麦根 30 g 等以清解化痰。14 剂,水煎服,每日 1 剂。14 剂后,发热咽痛咳嗽消失,按首次方剂为基本方继续调治。

2007 年 11 月 3 日复诊,血常规示白细胞 3.4×10^9/L,血红蛋白 124 g/L,红细胞 4.09×10^{12}/L,血小板 74×10^9/L,纳食如常,大便软,每日 1~2 次,肝、脾未及,苔薄白脉细,症情趋于稳定,中药继服。西药甲磺酸伊马替尼片(200~300 mg)每日 1 次,也根据病情及血常规指标变化交替服用。

患病至今 5 年整,病情稳定,正常生活工作,平时感冒不多,月经正常,曾于 2011 年 9 月正常怀孕 1 次,无生育指标而行人流术。2011 年 11 月 21 日血常规示白细胞 4.1×10^9/L,血红蛋白 112 g/L,红细胞 3.6×10^{12}/L,血小板 196×10^9/L,血常规指标稳定。至今(2016 年)长期服汤药治疗,身体状况良好,正常生活工作。

案 2. 牟某,男,24 岁。初诊日期: 2002 年 9 月 12 日。

[**主诉**] 乏力自汗,消瘦 4 年余。

[**现病史**] 患者因乏力自汗,消瘦 3 月,前往医院就诊,于 1998 年 8 月确诊为慢性粒细胞白血病,2002 年 9 月 10 日浙江省嘉兴市某医院的血常规示白细胞 25.3×10^9/L,中性粒细胞 77.1%,淋巴细胞 10.2%,血红蛋白 137 g/L,血小板 198×10^9/L。刻下:患者纳食如常,时有烘热,面红目赤,自汗盗汗,形体消瘦,肝脏未及,脾肋下半指,苔黄薄腻中裂纹,脉细。

[**诊断**] 西医诊断:慢性粒细胞白血病。

中医诊断:痰核,癥积(气阴两虚,气滞血瘀型)。

[**治法**] 益气养阴,清热祛瘀。

[**方药**] 清肝化瘀汤加减。太子参 30 g、枸杞子 15 g、沙苑子 15 g、刺蒺藜

15 g、丹参 12 g、地骨皮 20 g、银柴胡 12 g、牡丹皮 20 g、急性子 15 g、炙龟板(先煎)15 g、生地黄 15 g、焦栀子 15 g、土鳖虫 15 g、炙鳖甲(先煎)15 g、大青叶 30 g、青黛 6 g、白花蛇舌草 30 g、墓头回 20 g、焦山楂 12 g、神曲 12 g、黄精 15 g。14 剂,水煎服,每日 1 剂。西药口服羟基脲 0.5 g,每日 2 次。

2002 年 9 月 26 日复诊,服上药后烘热感减轻,余症同前,继续该方加减治疗 8 个月,西药间断口服羟基脲。

2003 年 5 月停用羟基脲,使用注射用重组人干扰素 α－2b 300 万单位,每 3 天一次皮下注射;2004 年 5 月改用注射用重组人干扰素 α－2a 300 万单位,每 3 天一次皮下注射。坚持服用汤药,2006 年 5 月 19 日血常规示白细胞 10.1×10^9/L,血红蛋白 116 g/L,血小板 260×10^9/L,肝脏未及,脾肋下一个半横指,至 2006 年 5 月病程已有 8 年余,饮食与睡眠如常,面色红润,体重 61.5 kg,能正常上班,症情稳定。

[按语] 癥积其病理为痰瘀凝聚,病位在肝脾,主要病机是虚、毒、瘀三方面,系本虚标实证。"虚"是正气虚衰;"毒"为外邪、内毒合而致之;"瘀"因情志失调,肝气郁结,或热毒内盛,气血失调,经脉失和,气机阻滞,热毒与气血互结,渐成癥瘕积聚。癥积在人体中经年日久,耗伤气血津液,其病而变恶,不经医治,3～5 年必伤亡。

案 1 患者肝郁日久气滞血瘀,脾虚痰湿积聚,加之感受外邪,邪毒入侵,中伤脏腑,痰瘀凝结成积聚结块。外邪热毒,乘虚侵犯人体耗伤气血,损伤骨髓,热毒与气血互结,气滞血瘀日久渐成积聚。辨证属气滞血瘀,气虚血热型,治以疏肝健脾,清热祛瘀,选用清肝化瘀汤加减。在该患者的治疗上,既应注重祛邪解毒,又要重视固护正气,从而避免疾病恶化。予以祛邪为主的土鳖虫、莪术、大青叶、白英、白花蛇舌草等药活血,清热解毒;苍术、厚朴、陈皮、茯苓、生薏苡仁、柴胡等药行气开郁,健脾渗湿;炙鳖甲、炙龟板养阴软坚散结,同时根据患者体质,以太子参、丹参等药益气养血扶正,去除制大黄、青黛、龙胆草等苦寒伤胃之品。以此为基本方药论治,遇感冒咳嗽酌加炒黄芩、板蓝根、鱼腥草、野荞麦根等疏解清热、宣肺化痰,遇胃脘不适、纳差便溏则入藿香、佩兰、黄连、炒防风、姜半夏等健脾和胃、清热燥湿。强调调理脾胃应贯穿慢性粒细胞白血病治疗的始终,脾胃虚弱是机体正虚的一面,而慢性粒细胞白血病的病理产物邪毒、瘀血、痰凝等则是邪实的一面,扶正与祛邪相结合,从脾胃着手,改善患者全身状况,提高机体的抗病能力,保持内环境的稳定,对于慢性粒细胞白血病的发生、发展有重要的意义。

案2患者素体不健是内在隐患，复感邪毒是外在因素。其以气阴两虚为病机之根本；血瘀内阻，邪毒内盛伤血是病机转化的外在表现。因虚致病，本虚标实，虚实夹杂，以致病情错综复杂。本例经中西医结合治疗，扬长避短之用药，使其带瘤生存8年以上。上列处方为目前阶段的诊治而施。方选清肝化瘀汤加减。方中太子参、地黄、黄精、枸杞子、沙苑子、刺蒺藜、丹参益气滋阴健脾补肾，养血濡脉；土鳖虫咸寒入血，攻下积血，有破瘀血、消肿块、通经脉之功；青黛、急性子、大青叶、白花蛇舌草、蔂头回清热解毒；地骨皮、银柴胡、牡丹皮、焦栀子、炙龟板、炙鳖甲清热凉血，软坚散结；焦山楂、神曲补益脾胃。诸药合用共奏祛瘀血，清瘀热，滋阴血，润燥结之效。施治紧契慢性粒细胞白血病"五脏虚损，血瘀内停"之病机，阐发虚、瘀、热的内在联系，祛瘀而不伤正，清热而不伤阴，散结而兼通络，寓补于消，守中有走，攻补兼施，祛瘀生新，标本兼治，可随证加减。

第六章
慢性淋巴细胞白血病

第一节　概　述

慢性淋巴细胞白血病（chronic lymphocytic leukemia，CLL，简称慢淋白血病）是近似成熟淋巴细胞的恶性增生，侵犯淋巴结和其他淋巴组织及骨髓，致血中淋巴细胞增多且伴免疫调节障碍，免疫球蛋白异常的一种慢性白血病。慢性淋巴细胞白血病的发病，常见 60~70 岁以上人群，95% 以上为 B 细胞型，中老年男性患者居多，起病较缓慢，病程一般 3~5 年，长者达 20 年。发病时表现淋巴结肿大，脾肿大，后期出现贫血，周围血中成熟型淋巴细胞异常增多。近年来，其发病率呈上升趋势。慢性淋巴细胞白血病患者，因机体免疫功能低下，易并发感染；中晚期患者，常伴有贫血、血小板减少症等。现代医学主要以烷化剂和（或）糖皮质激素治疗。慢性淋巴细胞白血病患者多因并发严重感染或转化其他恶性肿瘤，或骨髓衰竭，而影响其生存期。

慢性淋巴细胞白血病证属中医学"痰核""痰毒""积聚"等的范畴。多因正气虚弱，外感六淫或饮食及七情内伤等，致肺、脾、肾等脏腑功能失调，痰湿蕴结，气血运行不畅，气滞、血瘀、痰阻交错夹杂，发为本病。

第二节　病因病机认识

《素问·评热病论》曰："邪之所凑，其气必虚。"《景岳全书·积聚》曰："凡脾肾不足及虚弱失调之人，多有积聚之病。"

慢性淋巴细胞白血病的发病，常见 60 岁以上人群。年老体衰，正气亏虚，易感受风寒湿浊之邪。风毒之邪，首先犯肺，肺失宣肃。症见咳嗽，咯痰，甚则胸闷,气急等。寒湿之邪,脾阳受困,健运失司,症见纳呆,腹胀等。脾失健运,气血生化乏源,气虚血瘀;水湿不能运化,湿浊内生,聚而成痰,症见痰核。痰湿瘀结,阻碍气机,肝失疏泄。症见胸胁胀闷,便秘,忧郁烦热等。外感内伤,耗气伤阴,肾精亏虚,症见腰酸膝软,头晕,口干,五心烦热等。

总之,本病涉及的脏腑多为肺、脾、肝、肾,基本病机为本虚标实,因正气虚弱,六淫、七情等,致湿浊痰结,气滞血瘀,而为"痰核""痰毒""积聚"。吴正翔教授临诊中,历来重视补益正气。"正气存内,邪不可干"认为中医血液病证与气血密切相关,气血之成始于先天之精,肾为先天之本,主骨生髓而藏精化血,脾为后天之本,主运化乃为气血生化之源;脾与肾为先天和后天之本,两者相互依赖、相互促进。肾精要依赖脾的运化,滋生营养补充才能化源无穷,生生不息;而脾之健运亦须依赖于肾阳的温煦方能实现。肺主气,为五脏之天。因此,益肺、健脾、补肾为扶正之道也。慢性淋巴细胞白血病治疗以扶正固本为主,益肺补肾和(或)健脾益肾;同时,根据临床辨证,以及气滞、血瘀、痰阻等病理表现,适时予以利肺行气化痰,或健脾燥湿消浊,或益肾理气活血等治疗。

第三节　经验方的组方应用

(一)补肺汤适用于风痰郁肺型

慢性淋巴细胞白血病患者,多年老体衰,卫气不足,易感受风邪,反复上呼吸道感染,咳痰,低热,盗汗,淋巴结肿大;或起居不慎,寒温失宜,肺失宣肃,宣降不利,通调失司,如无及时适当治疗,风邪痰湿停留,积聚而成痰核、痰毒,进而损及其他脏腑功能;肺虚咳喘,短气自汗,声音低弱,舌淡,脉虚弱。治拟补肺益气,宣化痰浊法。临床多选用补肺汤(元代《永类钤方》)加减。方药组成:太子参、黄芪、熟地黄、五味子、紫菀、桑白皮、杏仁、香附等。如风寒之邪侵袭,加用荆芥、防风、紫苏等;如遇风热之邪,或寒邪入侵热化,加用连翘、金银花、黄芩等;如咳痰多不畅,加用陈皮、半夏、桔梗等。

(二)香砂六君子汤适用于脾虚痰湿型

慢性淋巴细胞白血病患者,多有脾胃失调,腹中隐痛,食欲减少,时有腹泻,湿疹、疱疹时作,淋巴结肿大;脾为后天之本,主运化,乃气血生化之源;正气不足,脾胃虚弱,运化失司,化源衰少。脾虚不运,传输失司,水湿不化,酿饮为痰核;舌淡红,苔白黄腻,脉细小滑。治拟健脾化痰,软坚消积法。临床多选用香砂六君子汤(清代《医宗金鉴》)加减党参(太子参)、白术、茯苓、甘草、陈皮、半夏、砂仁、木香、香附、牡蛎、土鳖虫、山慈菇等。如纳呆,加谷芽、麦芽、山楂、神曲等;如痰湿重,加苍术、厚朴等。

(三)六味地黄丸适用于正虚邪实型

慢性淋巴细胞白血病患者,中后期,迁延不愈,耗气伤精,正气日益衰竭。肾气不足,气不行水,水湿内聚成痰;气为血帅,气虚则血行不畅,气虚血瘀;肾精不足,阴不济阳,阴虚内热,虚火内扰,血热搏结,津液耗伤,血行受阻而致血瘀;正气衰竭,精血亏虚,脏腑功能受损,而致气机郁阻,痰浊瘀血互结;临床多见形体消羸,面色少华,发热或潮热起伏,自汗、盗汗,淋巴结亦见增大,腹部作胀,肝脾肿大,舌质淡,苔白淡黄腻或无苔质红,脉细小数滑或尺部无力。在扶正固本的同时,需适时攻邪。理气活血化痰,佐以清热解毒消积法。临床多选用六味地黄丸(宋代《小儿药证直诀》)加减。生地黄、山药、山茱萸、泽泻、茯苓、牡丹皮、山慈菇、土鳖虫等。气虚甚,加黄芪、太子参;多并气滞,加枳壳、陈皮、砂仁等;血瘀者,加丹参、郁金、莪术等。常佐以白花蛇舌草、白英、蒲公英等清热解毒剂。

医案列举

案1. 刘某,72岁,已婚。初诊时间:2007年3月15日。

[**主诉**] 反复咳嗽、咯痰伴双颈后瘰疬3年余,加重2周。

[**现病史**] 患者于2003年10月始,无明显诱因,反复乏力肢倦,咽痒不适,咳嗽,伴双侧颈部淋巴结肿大,当时在上海市某三甲医院就诊,经血常规、骨髓象和免疫学相关检查,诊断为慢性淋巴细胞白血病,曾予以苯丁酸氮芥片和泼尼松治疗。2周前,起居不慎,感受风寒,头胀,肢体酸痛不适,咳嗽,畏寒发热,体温38.5℃左右。先后服"感冒退热冲剂""半夏糖浆"。3天后,热未退,咳甚,咯痰,时伴胸闷、气急,就近医院看急诊。拟诊断为慢性支气管炎急性发作,予抗生素治疗,热退,胸闷、气急稍有好转。刻下:咳嗽频,咯黄痰,晨起量多,伴食欲不振,大便不畅。来专科就诊,又见双颈后数枚淋巴结肿大,如花生米大小,活动不粘连,无明显压痛,咽红,咽后壁淋巴泡增殖;双肺呼吸音粗,可闻及少许干啰音,心率92次/分,律齐;腹平软,脾肋下刚触及;双下肢无

浮肿;舌暗红,苔微黄腻,脉细弱。既往有慢性支气管炎病史 20 余年。否认有家族遗传性病史。否认有结核、糖尿病、传染性肝炎等病史。血常规示白细胞 15.08×10^9/L,淋巴细胞 86.30%,血红蛋白 105 g/L,血小板 110×10^9/L。骨髓涂片示有核细胞增生明显活跃,其中淋巴细胞异常增生,为 65%,以成熟小淋巴细胞为主,偶见原幼淋巴细胞≤3%。

[诊断] 西医诊断:慢性淋巴细胞白血病。

　　　　中医诊断:痰核(痰湿郁肺)。

[治法] 清热化痰,宣肺治咳为先。

[方药] 清气化痰丸加减。全瓜蒌 12 g、陈皮 9 g、黄芩 15 g、黄连 3 g、苦杏仁 12 g、制半夏 12 g、枳壳 9 g、紫菀 12 g、连翘 9 g、丹参 15 g、炙甘草 9 g。14 剂,水煎服,每日 2 次,每次约 150 mL,饭后 1 小时温服为宜。嘱饮食清淡,避免风寒,调摄情志,停服西药苯丁酸氮芥片等。

2007 年 3 月 30 日,前方服药 2 周,口干,咽痒,咳嗽,咯痰等症有所缓解,时有腹胀,纳谷不香,两便调。舌质暗红,苔薄,脉细。复查血常规示白细胞 13.0×10^9/L,淋巴细胞 78.30%,血红蛋白 110 g/L,血小板 110×10^9/L。患者病久,肺肾两虚,脾胃损伤,今外邪已祛,治拟滋补肺肾,清热祛瘀,佐以健脾和胃法,前方去紫菀、苦杏仁、连翘、全瓜蒌等,加太子参 20 g、白术 12 g、白芍 12 g、鸡内金 15 g、炒麦芽 15 g、焦山楂 15 g,改黄芩 9 g、陈皮 6 g。14 剂,煎法服法同前。

2007 年 4 月 13 日,药后食欲增强,易乏力肢倦,腰膝酸软。尿淡黄,舌质暗红,苔薄黄,脉细略涩。血常规示白细胞 12.2×10^9/L,淋巴细胞 68.50%,血红蛋白 110 g/L,血小板 120×10^9/L。此痰热渐化,肺脾虚损渐复,久病肾精亏损,再予健脾补肺益肾,清热化痰祛瘀以巩固之,上方加牛膝 15 g、白花蛇舌草 30 g。14 剂,煎法服法同前。此后以补肺汤随证加减治疗,定期查血常规。随访至今病情尚稳定。

案 2. 周某,男,75 岁,已婚。2009 年 5 月 8 日初诊。

[主诉] 反复头昏乏力、伴双颈后瘰疬 6 年余,加重 2 周。

[现病史] 患者于 2003 年 1 月始,无明显诱因,反复乏力肢倦,咽痒不适,咳嗽,食欲不振,大便不畅等。伴双颈后淋巴结肿大,当时在上海市某三甲医院就诊,经血常规、骨髓象和免疫学相关检查,诊断为慢性淋巴细胞白血病。

曾先后予苯丁酸氮芥片、氟达拉宾粉针剂、利妥昔单抗针等药物治疗,症情迁延不愈。近2周,头昏乏力甚,时伴胸闷、心悸,口干咽燥,夜寐欠安,腰酸膝软,纳呆,便秘。刻下:神清,形体消瘦,面色苍黄,皮肤黏膜无明显出血点,双颈后数枚淋巴结肿大,如花生米大小,活动不粘连,无明显压痛,咽红,咽后壁淋巴泡增殖;心率90次/分、律齐;腹平软,脾肋下刚触及;舌质暗红,苔微黄,脉虚弱。血常规示白细胞$16.08×10^9$/L,淋巴细胞90.50%,血红蛋白82 g/L,血小板$78×10^9$/L。骨髓涂片上有核细胞增生活跃,其中以成熟小淋巴细胞为主,偶见原幼淋巴细胞≤5%。肝、肾功能未见明显异常。50年前有肺结核病史,经治疗已愈。有慢性萎缩性胃炎病史。

[诊断] 西医诊断:慢性淋巴细胞白血病(B细胞型)。

中医诊断:痰核(脾肾亏虚)。

[治法] 健脾和胃,燥湿化痰。

[方药] 香砂六君子汤加减。太子参15 g、黄芪20 g、白术12 g、茯苓9 g、炙甘草9 g、陈皮9 g、制半夏9 g、枳壳9 g、炒谷芽20 g、炒麦芽20 g、山楂15 g、神曲15 g、砂仁(后下)5 g、仙鹤草30 g、紫苏叶12 g、夏枯草15 g等,14剂。日1剂,水煎服,每日2次,每次约150 mL,饭后1小时温服为宜。嘱食优质蛋白,适量新鲜蔬菜、水果,避免风寒,调摄情志。

2009年5月22日前方服药2周,药后食欲增强,易乏力肢倦,腰膝酸软。尿淡黄,舌质暗红,苔薄黄,脉细略涩。久病肾精亏损,再予健脾益肾,佐以清热化痰祛瘀以巩固之。方用六味地黄丸加减,生地黄20 g、山茱萸12 g、茯苓9 g、牡丹皮15 g、陈皮6 g、厚朴9 g、川芎9 g、生甘草3 g、枳壳9 g、太子参15 g、黄芪20 g、丹参20 g、郁金10 g、莪术20 g、白花蛇舌草20 g、狗舌草20 g、仙鹤草30 g、鳖甲(先煎)15 g等。此后再以原方随证加减治疗,定期随访至今,病情尚稳定。

[按语] 以上两例患者,确诊慢性淋巴细胞白血病3~6年。发病初期,主要以西医药治疗。症情迁延不愈。刘某有慢性支气管炎病史。每当并发咳嗽,咯痰,发热等支气管炎症状,就予以抗生素。经治3年后,患者慢性支气管炎急性发作频次增加,又时用烷化剂、糖皮质激素等药治疗,耗伤精气,损伤机体的正气,致脏腑功能失调,更易外感六淫之邪。患者初次就诊,肺肾两虚,肺失宣肃,咳嗽、咯痰甚,治拟清热化痰为主,方用清气化痰丸加减,复诊时咳嗽、咯痰等症状有所好转,但仍时有腹胀,纳谷不香等脾胃受损,脾失健运之症状,

治拟健脾和胃为主。后脾胃功能有所好转,改为"补肺汤"随证加减,定期查血常规。随访至今病情尚稳定。周某确诊慢性淋巴细胞白血病6年余。曾先后予苯丁酸氮芥片、氟达拉宾粉针剂、利妥昔单抗针等药物治疗,逊效。病久,正气衰竭,精气亏虚,脏腑功能失调,气滞痰核瘀血互结。症见头昏乏力甚,心悸,纳呆,便秘等。因不能耐受现代药物治疗,转而寻求传统医药诊治。经先调理脾胃,后综合补益肺肾,适时攻邪,理气活血化痰,佐以清热解毒,症情趋于稳定。

近期临床研究结果表明,清热解毒和活血化瘀中药,如白花蛇舌草、羊蹄根、莪术等,能抑制淋巴细胞的增殖;益气养阴中药,如太子参、白术、甘草、生地黄、山茱萸等,可以提高慢性淋巴细胞白血病患者的免疫功能,减少感染、出血等并发症。在中医整体辨证基本理论的指导下,扶正与祛邪兼顾,扶正固本,适时攻邪,随证调治,能提高疗效、稳定病情,改善慢性淋巴细胞白血病患者的生活质量,延长其生存期。

第七章
白细胞减少症

第一节　概　　述

　　成人外周血液中的白细胞计数持续低于 $4×10^9/L$，称为白细胞减少症（leukopenia）。中性粒细胞是白细胞的主要成分，所以中性粒细胞减少常导致白细胞减少。外周血中性粒细胞绝对计数，在成人低于 $2.0×10^9/L$ 时，在儿童≥10 岁低于 $1.8×10^9/L$，或<10 岁低于 $1.5×10^9/L$ 时，称为中性粒细胞减少症（neutropenia）；严重者低于 $0.5×10^9/L$ 时，称为粒细胞缺乏症（agranulocytosis），儿童中性粒细胞缺乏症诊断标准同成人标准。白细胞减少症分为原发性和继发性两类，以前者居多，继发性白细胞减少症主要与感染、药物、化学毒物、放射线，以及某些疾病有关。基于白细胞减少症轻重程度，一般认为轻度白细胞减少，患者不会出现特殊症状，多以原发病症状为主；中度白细胞减少，会有疲乏，无力，头晕，食欲减退等非特异性症状；重度白细胞减少，由于机体防御能力下降，极易发生不同部位感染，常见部位是呼吸道、消化道及泌尿生殖系统，可出现高热、黏膜坏死性溃疡、严重败血症、脓毒血症或感染性休克。常用升白细胞药物包括利可君片、鲨肝醇、地榆升白片、维生素 B_4、骨髓生长因子等。中医认为本病多因先天不足，后天失养，久病失调，积劳内伤，毒邪伤正等导致气血亏虚、阴阳失调，心、肝、脾、肾功能受损，其中脾肾两虚为其发病关键，虚、热、瘀、湿为其主要病理表现。辨证首当辨明阴阳、气血、脏腑及兼夹诸证。

　　白细胞减少症系西医诊断，症状表现为乏困无力，头晕目眩，心悸气短，夜卧不寐，或夜卧多梦，五心烦热，腰膝酸软，易感冒等。古代中医文献没有明确的"白细胞减少症"病名，但与其相关的症状表现在中医文献中有所记载，将白细胞减少症归属于中医学"气血虚""虚劳""诸虚不足"等范畴。如《灵枢·海论》曰:"髓海不足,则脑转耳鸣,胫酸眩冒,目无所见,懈怠安卧。"《理虚元鉴》曰:"腿酸脚软,蒸蒸内热,胸中邪气隔紧,食不易饥,与之食则食,不与亦不思。"《医学入门》曰:"食少神昏,精不藏,腰背胸胁筋骨酸痛,潮汗痰嗽,此虚证也,但见一二便是。"《杂病源流犀烛·虚损痨瘵源流》曰:"有气虚热,必兼少气自汗,体倦心烦"等,这些描述与白细胞减少症极为相似。"虚劳"的病机记载首见于《素问·通评虚实论》:"精气夺则虚",但"虚劳"的病名始见于《金匮要略·血痹虚劳病脉证并治》篇,仲景对虚劳病的脉象、证候及治疗的详尽论述对后世虚劳病的辨证论治产生了深远的影响。《诸病源候论》中虚劳的含义为"五劳""六极""七伤"。《医宗金鉴·虚劳总括》中指出:"虚者,阴阳、气血、荣卫、精神、骨髓、津液不足是也。损者,外而皮、脉、肉、筋、骨,内而肺、心、脾、肝、肾消损是也。成劳者,谓虚损日久,留连不愈,而成五劳、七伤、六极也。"《医碥·虚损痨瘵》中也说明了虚损的原因即"虚者,血气不足也,久则肌肤脏腑亦渐消损,故曰虚损。"这些都指明了虚损与气血是有着直接联系的。

第二节　病因病机认识

中医认为虚劳以脾、肾为主,"血者,水谷之精也,生化于脾",若脾虚则血之生化无源。"肾主骨,藏精,生髓""血为精所化",若肾虚则髓不得满,而血无以化生。"血瘀"在本病的发病中,亦占重要地位。《临证指南医案》曰:"初病在气,久则入血……若再延挨,必瘀滞日甚。"本病初起,主要表现为气虚,应用补气药奏效,但若病程较久,产生瘀滞,则非用益气活血之品不能推动气血运行,而使白细胞由储备池进入血液循环池。根据气行血亦行,气虚血亦虚,气滞则血瘀等理论,认为各种原因不明的白细胞减少症,多有外邪侵袭,积劳内伤,形神过耗,元气亏损,精血不足,脾肾功能衰退,气血生化不足所致。

吴正翔教授认为本病多因劳倦内伤,病后失调,或药石戕伤,或肿瘤等疾病放化疗后导致;若气血亏虚者以头晕乏力,腿酸懒言,口干咽燥等,舌质淡,舌苔薄白,脉虚为主症;若脾肺气虚者以头晕气短,动辄气喘,面色虚黄,纳少便溏等,舌苔薄白腻,脉浮滑为主症。若心脾血虚者以头晕心悸,失眠健忘,纳差便溏等,舌淡红,脉细,或结代为主症。若肝肾阴虚者以头痛眩晕,腰膝酸软,耳鸣口糜,咽干盗汗等,舌红少津,脉弦数为主症。若脾肾两虚者以头晕面色虚黄,形寒肢冷,便溏肠鸣,夜尿频数等,舌质淡胖,苔薄白,脉细弱为主症。若肝郁脾虚者以头晕,胸胁胀满,口苦心烦,纳食不香等,舌淡红,苔薄黄,脉弦细为主症。若气虚血瘀者以头晕头胀,倦怠乏力,口唇暗红,舌有瘀斑,胸闷胁胀,肢端麻木等,舌质紫或瘀暗,脉沉细,舌苔白腻为主症。脾肾亏虚,气血不足。凡能影响血液生成代谢的脏腑均与之有关,本证以虚证多见,可兼见有瘀、湿、热等症。其脏腑病机主要在脾、肾,尤以肾之精气亏虚为主。

第三节　组方的运用

一、经验方

(一)十全大补汤适用于气血亏虚型

临床症见头晕,神疲形怠,少气懒言,自汗,盗汗,口干咽燥,舌淡,苔薄白,脉虚。治拟益气补血法。临床多选用十全大补汤(宋代《太平惠民和剂局方》)加减。方药组成:炙黄芪、炒党参、枸杞子、当归、川芎、何首乌、焦白术、熟地黄、鸡血藤、茯苓、炙甘草、淫羊藿等。如临证见舌质淡胖,形寒甚者,酌加肉桂(后下)、大枣。

(二)补气运脾汤适用于脾肺气虚型

临床症见头晕,气短乏力,面色虚黄,食少便溏,动作多汗,心悸,畏寒怕风,或咽痛,喉痒,苔薄白腻,脉浮滑。治拟健脾补肺法。临床多选用补气运脾汤(明代《证治准绳》)加减。方药组成:炙黄芪、当归、四叶参、女贞子、茯苓、白术、陈皮、白扁豆、阿胶珠、淮山药等。如临证见咽痛,喉痒者,酌加玄参、山豆根,去当归。

(三)归脾汤适用于心脾血虚型

临床症见头晕,心悸,失眠,多梦,健忘,倦怠乏力,纳少,便溏,舌质淡红,脉细,或结代。治拟补气养血安神法。临床多选用归脾汤(南宋《济生方》)加减。方药组成:炒党参、炙黄芪、焦白术、当归、炙甘草、茯神、酸枣仁、炙远志、广木香、龙眼肉、柏子仁、川芎等。

（四）左归丸适用于肝肾阴虚型

临床症见头痛，眩晕，耳鸣，腰膝酸软，两足痿弱，咽干，口糜，舌红少津，脉弦数。治拟滋养肝肾法。临床多选用左归丸（明代《景岳全书》）加减。方药组成：熟地黄、枸杞子、淮山药、炙龟板、菟丝子、麦冬、山茱萸、五味子、怀牛膝、紫河车粉（吞）等。如临证见虚火上突，舌尖红，颧面升火，盗汗者，酌加炒黄柏、知母。

（五）大菟丝子丸适用于脾肾两虚型

临床症见头晕，面色虚黄，形寒肢冷，神疲乏力，少气懒言，食少便溏，肠鸣，每因受寒或饮食不慎而加剧，腰膝酸软，夜尿增多，舌质淡胖，苔薄白，脉细弱。治拟温补脾肾法。临床多选用大菟丝子丸（明代《证治准绳》）加减。方药组成：熟附子、肉桂（后下）、补骨脂、菟丝子、焦白术、茯苓、炙黄芪、炒党参、淫羊藿、山茱萸、巴戟天、霜桑叶、肉豆蔻等。

（六）逍遥散适用于肝郁脾虚型

临床症见头晕，倦怠乏力，胸胁胀满，口苦，咽干，心烦失眠，腹胀，舌质淡红，苔薄黄，脉弦细。治拟疏肝解郁法。临床多选用逍遥散（宋代《太平惠民和剂局方》）加减。方药组成：柴胡、当归、白芍、茯苓、白术、薄荷（后下）、牡丹皮、炒枳壳、制香附、丹参、焦栀子等。

（七）黄芪藤甲汤适用于气虚血瘀型

临床症见头晕，头胀，倦怠乏力，口唇暗红，舌有瘀斑，胸闷短气，胁部作胀，肢端麻木，女性乳房作胀，脉沉细，舌苔白腻。治拟益气行瘀法。临床多选用黄芪藤甲汤（《现代中医药应用与研究大系·内科》）加减。方药组成：炙黄芪、当归、鸡血藤、丹参、茜草、炮山甲、虎杖、炒枳壳、红花、青皮、淫羊藿等。

二、补虚升白方（自拟方）

吴正翔教授在临床上治疗白细胞减少症多按内伤杂病的辨证方法，分阴阳、气血、脏腑。他认为其辨证分型，常见有气血亏虚型，心脾血虚型，肝肾阴虚型，脾肾两虚型；亦有分脾肺气虚型，肝郁脾虚型，血瘀型等。根据临床见证，治疗注重健脾益肾，补气活血，顾及气阳血阴、脾肾阴阳亏虚、肝郁气滞血瘀,补虚必疏其气血,使其通调畅达,补阳益髓生精,养血益气而化瘀,活血化瘀药有促进造血细胞的增殖、分化、成熟和释放之功。自拟治疗本病的专方——补虚升白方,主治白细胞减少症,证见气血两虚,脾虚肾亏,气虚血瘀者。

【药物组成】 太子参 30 g、白术 15 g、白茯苓 15 g、当归 10 g、川芎 10 g、白芍药 15 g、熟地黄 20 g、炙甘草 6 g、黄精 30 g、山茱萸 12 g、醋龟甲(先煎)20 g、续断 15 g、茜草 15 g、鸡血藤 30 g。

【功效】 益气养血,健脾补肾,活血化瘀。

【服法】 每日 1 剂,水煎服,每日 2 次,每次约 150 mL,饭后 1 小时温服为宜。

【适应证】 气血两虚,脾虚肾亏,气虚血瘀而致白细胞减少症。用于提升外周血白细胞和其他原因引起的白细胞减少及病后虚弱。

【禁忌证】 高热者慎用,对本方过敏或不耐受者禁用。

【现代临床运用】 补虚升白方中以太子参与熟地黄相配,益气养血,共为君药。白术、茯苓健脾渗湿,助太子参益气补脾;黄精、山茱萸、醋龟甲、续断当调补肾中阴阳;当归、白芍养血和营,助熟地黄滋养心肝,均为臣药。茜草、鸡血藤、川芎为佐药,活血行气,使地黄、当归、白芍补而不滞。炙甘草为使,益气和中,调和诸药。诸药共奏益气养血,健脾补肾,活血化瘀功效。有文献研究表明,黄精、山茱萸、醋龟甲、茜草、鸡血藤等均有升高白细胞的作用,益肾活血类药物能刺激骨髓造血细胞的增殖与分化,使粒细胞的生成增多;当归、白芍、川芎、熟地黄等有可能促进粒细胞 DNA 合成,促进其增殖分化、成熟及释放;黄芪、太子参、甘草等能调节和改善机体免疫功能,抑制免疫抗体及抗体形成细胞,减轻免疫性的白细胞减少;温阳益气与养血活血类药物合用时,可进一步提高疗效。

医案列举

案 1. 何某,女,25 岁。初诊日期:2006 年 12 月 21 日。

[主诉] 头晕乏力半年。

[现病史] 6 个月前开始常有头昏,乏力,容易感冒状,无明确服药史及化学药品接触史。2006 年 10 月在上海某医院查白细胞计数 $2.7 \times 10^9/L$,红细胞与血小板均正常,骨髓报告诊断为白细胞减少症,口服利可君片、鲨肝醇、维

生素 B$_4$ 等药物 2 个月，症状无明显改善。故来院就诊，刻下：患者头昏，乏力，食欲不振，畏寒，自汗，二便正常，月经延期，色暗淡，量少。查体无贫血貌及皮肤、黏膜出血现象，无肝脾肿大，舌暗淡，苔白，脉沉细。血常规示白细胞计数 2.9×10^9/L，红细胞计数 4.2×10^{12}/L，血红蛋白 125 g/L，血小板计数 171×10^9/L。

[诊断] 西医诊断：白细胞减少症。

中医诊断：虚劳（脾肾两虚，气虚血瘀型）。

[治法] 健脾补肾，益气活血。

[方药] 补虚升白方加减。生黄芪 15 g、党参 15 g、白术 15 g、防风 9 g、白茯苓 15 g、当归 10 g、川芎 10 g、白芍 15 g、熟地黄 20 g、炙甘草 6 g、黄精 30 g、山茱萸 12 g、醋龟甲（先煎）20 g、续断 15 g、茜草 15 g、鸡血藤 30 g、神曲 15 g。14 剂，水煎服，每日 1 剂，停服西药。

2007 年 1 月 4 日复查血常规示白细胞 3.2×10^9/L，头晕乏力减轻，饭量略增，但畏寒，自汗无明显改善，舌暗淡，苔白，脉沉细。上方去神曲，加桂枝 10 g，生姜 6 g，大枣 5 枚。14 剂，水煎服，每日 1 剂。

2007 年 1 月 18 日复查血常规示白细胞 3.8×10^9/L，无头晕乏力之感，饮食二便正常，畏寒，自汗减轻，舌暗淡，苔白，脉沉细。上方继服。14 剂，水煎服，每日 1 剂。

之后在此方基础上加减治疗 5 个月，症情平稳，月经经期正常，色红量适中，续汤药调治。2007 年 6 月 18 日查血常规示白细胞 4.8×10^9/L，之后连续 3 个月复查白细胞均在正常范围。

案 2. 陈某，男，41 岁。初诊日期：2006 年 10 月 19 日。

[主诉] 反复低热 1 年，伴头晕乏力半年。

[现病史] 1 年前，患者因食红烧肉后出现上腹疼痛，发热，在当地医院诊断为胆囊炎、胆石症，经抗感染治疗后，症状缓解，之后常反复发作，发作时服用阿莫西林及利胆片均能缓解。半年前出现头晕、乏力，反复查白细胞计数 (2.5~3.0)×10^9/L，在当地医院诊断为白细胞减少症，曾用西药利可君片、雄激素治疗 2 个月效果不显，从而转求中医治疗 4 月，效果仍不佳，遂来我院就诊。刻下：患者低热，畏寒，头晕，乏力，腰膝酸软，失眠多梦，心悸，心烦易怒，右胁胀痛反复发生，舌暗淡，脉沉弦。

[**诊断**] 西医诊断：白细胞减少症,慢性胆囊炎,胆结石。

中医诊断：虚劳(脾肾两虚,气滞血瘀型),胁痛(气滞血瘀型)。

[**治法**] 健脾益肾,疏肝利胆,行气活血。

[**方药**] 补虚升白方加减。党参15 g、白术15 g、白茯苓15 g、当归10 g、川芎10 g、白芍15 g、熟地黄20 g、黄精30 g、山茱萸12 g、醋龟甲(先煎)20 g、郁金9 g、延胡索9 g、泽兰10 g、柴胡9 g、青皮9 g、陈皮9 g、金钱草30 g、鸡内金15 g、黄芩15 g。14剂,水煎服,每日1剂,停服西药。

2006年11月2日复查血常规示白细胞$3.0×10^9$/L,无低热,右胁疼痛消失,余症同前,舌暗淡,苔白,脉沉弦。上方去延胡索、青皮,加鸡血藤30 g、夜交藤30 g、炙甘草6 g。14剂,水煎服,每日1剂。

2006年11月16日复查血常规示白细胞$3.5×10^9$/L,头晕、乏力之感减轻,夜寐安,饮食、二便正常,畏寒减轻,腰膝酸软较甚,舌暗淡,苔白,脉沉细。上方加续断15 g继服。14剂,水煎服,每日1剂。

2006年11月30日复查血常规示白细胞$3.8×10^9$/L,轻度乏力,腰膝酸软,舌淡红,苔白,脉细。中药继服3个月,并嘱患者合理饮食,劳逸结合,之后症情平稳,先后复查白细胞$(4.5～5.0)×10^9$/L。停服中药。

[**按语**] 案1为原发性白细胞减少症,因脾肾两虚,气虚血瘀而致,故治疗以调补脾肾,益气养血,活血化瘀为法,用补虚升白方加减达到健脾补肾,益气活血之功效,能及时升高白细胞,可减少患者感冒的机会。在运用本方时,因患者自汗、畏寒缓解不显,故加玉屏风散及桂枝汤益气固表,调和营卫,取得了满意疗效。案2为继发性白细胞减少症,继发于胆囊炎。因肝郁气滞日久导致脾肾两虚,耗伤气血,气滞血瘀而发,治疗应去除病因,需疏肝利胆,行气活血,加之久病致虚,故还需兼顾调补脾肾,益气养血,祛邪而不伤正,方能取得较好疗效,使疾病痊愈。

第八章
真性红细胞增多症

第一节 概　　述

　　真性红细胞增多症（polycythemia vera，PV，简称真红），是一种原因未明的造血干细胞克隆性疾病。与原发性血小板增多症、原发性骨髓纤维化等都属骨髓增殖性肿瘤。真性红细胞增多症的发病率为 0.5～1.0/（10 万人口·年），以中老年患者居多，男性稍高于女性。临床以骨髓红细胞、粒细胞、巨核细胞三系同时增生，以红细胞系增生显著。外周血红细胞数及容量显著增多，中性粒细胞及血小板升高为特征。出现多血质及高黏滞血症所致的表现，如皮肤红紫、掌心红赤、头晕、头痛、目赤、耳鸣、视力障碍、脾肿大、手足麻木、易怒、失眠、记忆力减退及出血、血栓等并发症状。真性红细胞增多症起病隐袭，进展缓慢，晚期可以发生各种转化。

　　现代医学治疗主要方法是定期放血和（或）放化疗。定期放血虽能及时减少血容量，但是发生血栓栓塞性并发症的风险高。放化疗虽可有效地减少血栓栓塞性并发症，但远期白血病转化率的风险较高。

　　真性红细胞增多症证属中医学"血瘀""血证""积聚"等的范畴。多因先天禀赋不足，又因后天失调，气血运行失常，肝郁血瘀，发为本病。

第二节　病因病机认识

　　《素问·痹论》曰："五脏皆有合，病久而不去者，内舍于其合也。""诸痹不已，亦益内也。""阴气者，静则神藏，躁则消亡。"人躁动会触冒邪气，则神被害而离散，藏无所守，故曰消亡。

真性红细胞增多症多以中老年发病,病情发展缓慢。多因禀赋不足,复感外邪六淫、饮食失调、情志内伤等,损及心、肝、脾、肾等脏腑功能,而致本病。

心主血脉,主藏血。真性红细胞增多症患者存在心的阴阳气血失调。多由于年老体虚,精气不足,又由于劳心过度,耗伤心阴心血,或为情志所伤,五志化火等,阴不制阳,阴虚火旺。故可见皮肤潮红,烦热,失眠,口舌糜烂,心悸,舌质红绛等。如久病,未及时有效诊治,心血瘀阻,阴阳俱衰,症见胸闷胸痛,五心烦热等症。

肝主疏泄,调畅气机。真性红细胞增多症患者初期多因肝郁血瘀,脾胃虚弱,气血生化乏源;肝阴不足,阴不制阳,肝阳偏亢。如久病失治,肝阴阳精气俱衰,肝失疏泄,气机失常,肝郁血瘀,肝郁化火。可见头胀头痛,面红目赤,胸胁胀闷,烦躁易怒,耳鸣等症。

肾藏精,肾为"先天之本"。肾的阴阳气血失调,多出现在疾病的中、晚期,久病耗损,精气亏虚。气不行水,水湿内聚成痰,血行不畅,血脉瘀阻,痰气瘀血互结,症见腰酸膝软,腹胀腹痛,纳呆便秘,夜寐不安等症。

总之,真性红细胞增多症病机的本质是本虚标实的虚实夹杂证。患者多由先天禀赋不足,后天失养,时感六淫等,致脏腑功能、气血阴阳失调,心血瘀阻,脾失健运,肝气郁结,肾精亏虚;正气不足,邪毒内蕴,痰气瘀血互结,加剧气血运行失常。此病常见胁下积块,甚则致中风、真心痛等危重病证。

第三节　经验方的组方应用

吴正翔教授以中医药为主、中西医结合治疗真性红细胞增多症,在临床上积累了丰富的经验。在临诊中,吴正翔教授强调,真性红细胞增多症是以肝肾阴精不足为主,肝阳相对亢盛为特征。因此,倡导临床治疗中应以扶正为主。其次,真性红细胞增多症患者正虚,易外感六淫,邪毒内蕴,痰气瘀血互结,在扶正的同时,要适时清热化痰,理气活血,及时清祛邪毒。此所谓"邪不去,正不安"。另外,真性红细胞增多症是慢性疾病,目前尚未有效根治之术,在漫长的随诊过程中,易发生各种并发症,要及时精准辨证施治。

真性红细胞增多症的发病与转归,与机体的各脏腑功能状况都相关联,尤其与肝脏的功能密切相关。肝主疏泄,调畅气机与情志。真性红细胞增多症患者常伴有肝郁证,肝郁气滞,气郁化火,肝郁血热为临床常见之证;又因久病肝阳上亢,伤气耗血,而致肝阴不足,虚火内蕴,皆可致肝的疏泄、藏血功能失调,气血运行失常而致血脉瘀阻。疾病晚期,肝肾亏虚,正衰邪甚。

(一)龙胆泻肝汤适用于肝胆湿热型

真性红细胞增多症患者素体心脾亏虚,如热邪入侵,或劳倦过度,或饮食、情志所伤等,脾失健运,肝胆失其疏泄,痰湿中阻,气郁化热。故见面色红赤,口苦目眩,头晕头痛,胁痛易怒,耳鸣目赤,便秘等,舌质暗红或红绛,苔薄黄或黄腻,脉弦滑有力。治拟清利肝胆热湿法。临床多选用龙胆泻肝汤(清代《医宗金鉴》)加减。药用龙胆草、栀子、黄芩、泽泻、车前子、柴胡、生地黄、白术、茯苓等。如伴腹胀,纳呆,大便不畅等,加砂仁、郁金、枳实等;如伴舌、口角溃疡,失眠等,加黄连、蒲公英等。

(二)柴胡疏肝散合血府逐瘀汤适用于肝郁血瘀型

真性红细胞增多症起病隐袭,进展缓慢,常伴肝郁气滞,气机失常,肝失疏泄,气滞血瘀。故见面色晦暗或暗红,胸胁或少腹胀闷、窜痛,胁下积块,舌质暗红或有瘀点、瘀斑,苔腻,脉弦涩。治拟疏肝理气,活血化瘀法。临床多选用柴胡疏肝散合血府逐瘀汤(明代《景岳全书》、清代《医林改错》)加减。药用柴胡、川芎、枳壳、赤芍、甘草、桃仁、红花、香附、牛膝、三棱、莪术等。如伴痰浊,加陈皮、半夏、苍术等;如伴抑郁、胀闷等,加薄荷、合欢花等。

(三)知柏地黄丸(汤)适用于肝肾亏虚型

真性红细胞增多症是慢性疾病,病至中晚期,病久精气耗竭,肝肾亏虚,脏腑功能失调,气血运行失常,痰浊瘀血互结。故见面色暗红或黧黑,五心烦热,夜寐不宁,胸胁胀闷,胁下积块,便秘,尿黄,舌质红或有瘀点、瘀斑,苔薄黄,脉弦。治拟清热养阴,滋肝补肾法。临床多选用知柏地黄丸(汤)(清代《医宗金鉴》)加减。药用知母、黄柏、熟地黄、山茱萸、山药、茯苓、泽泻、牡丹皮等。多伴瘀血症状,加桃仁、红花、三棱、莪术等;伴见气虚乏力,加太子参、黄芪、南沙参等;若伴气滞痰浊等症状,酌加陈皮、半夏、香附、枳壳等。

医案列举

案. 李某,73 岁,已婚。初诊日期:2009 年 5 月 8 日。

[**主诉**] 反复头晕、胸闷、心悸 3 年余,伴口腔溃疡 1 周。

[**现病史**] 患者于 2006 年初始,无明显诱因,反复头昏、胸闷、心悸伴面红目赤。体检时血常规示白细胞、红细胞和血小板数都明显升高,即前往上海市某医院诊治。当时检查结果显示血清促红细胞生成素减低;骨髓分类示增生明显活跃,粒红比例减低;骨髓活检未见纤维组织增生,网状纤维染色阴性;*BCR - ABL* 融合基因阴性,*JAK2V617* 融合基因阳性。诊断为真性红细胞增多症。予羟基脲治疗,嘱定期检查血常规和肝、肾功能等。2 周前,患者因起居不慎,感受风热,头昏,心悸甚,伴烦热,头胀,肢体酸痛不适等,无畏寒发热,经服感冒退热冲剂等,风热证有所好转。近 1 周来,口腔溃疡甚,口苦,胁痛,易怒,伴食欲减退,大便不畅,夜寐不宁等,来中医血液专科进一步诊治。既往有吸烟史 40 余年,近 10 年已戒烟。否认有家族遗传性病史。否认有结核、糖尿病、传染性肝炎等病史。神清,自动体位,面红目赤,咽红、口腔黏膜有数枚 0.3 cm×0.5 cm 大小的溃疡,皮肤黏膜暗红,无明显出血症状,浅表淋巴结无明显肿大。心肺(-),腹平软,脾左肋下 3 cm,肝右肋下未触及,血常规示白细胞 $16.00×10^9/L$,中性粒细胞 66.00%,淋巴细胞 25.00%,单核细胞 8.00%,血红蛋白 165 g/L,血小板 $350×10^9/L$。肝肾功能、血糖血脂、电解质未见明显异常。舌红绛,苔黄,脉弦。

[**诊断**] 西医诊断:真性红细胞增多症。

中医诊断:血痹(肝郁血热)。

[**治法**] 清肝解郁,活血化瘀。

[**方药**] 龙胆泻肝汤加减。龙胆草 3 g、栀子 9 g、黄芩 10 g、黄连 6 g、南沙参 20 g、桃仁 9 g、红花 6 g、生地黄 30 g、青黛 9 g、赤芍 9 g、柴胡 9 g、枳实 9 g、香附 6 g、蒲公英 20 g、薄荷(后下)6 g、甘草 3 g。水煎服,每日 1 剂。嘱饮食清淡,避免风寒,调摄情志,暂时停服西药羟基脲等。

2009 年 5 月 15 日复诊,各项检查复查结果,都支持真性红细胞增多症的诊断。前方服药 1 周后,口腔溃疡,目赤口苦,便秘等证有所缓解。时有胸胁胀闷,纳谷不香,夜寐欠安,舌红,苔薄,脉弦。在前方清肝化瘀的基础上,健脾和胃,前方去栀子、赤芍等,加太子参 20 g、白术 9 g、白芍 9 g、陈皮 6 g、谷芽 15 g、麦芽 15 g、焦山楂 15 g、合欢皮 15 g 等。方药煎煮服法同前不变。三诊药后食欲增强,便调,夜寐稍安,舌暗红,苔薄黄,脉弦细。再予健脾疏肝补肾为主,适时清热化痰祛瘀以巩固之。定期查血常规,如血红蛋白高于 180 g/L,酌情予小剂量的羟基脲,汤药治疗随访 6 月余病情尚稳定,血白细胞 $11.0×10^9/L$,血红蛋白 154 g/L,血小板 $320×10^9/L$。

[按语] 真性红细胞增多症发病以中老年居多,起病隐袭,进展缓慢。临床以多血质及高黏滞血症表现为特征。如不及时治疗,易发生心肌梗死、脑血管意外等严重并发症。现代医学治疗该病,主要采用定期放血和(或)放化疗。但是,定期放血易出现血栓栓塞性并发症。放化疗近期或因白细胞减少,易发生感染,常并发口腔溃疡,或因血小板减少而导致出血等严重并发症;远期白血病转化率的风险较高。因此,目前现代医学对真性红细胞增多症缺乏安全有效的治疗方法。

本例患者有真性红细胞增多症病史 3 年余,一直予以抗生物代谢药物——羟基脲治疗。患者的血红蛋白虽然控制在 180 g/L 以下,但是头晕、胸闷、心悸、口苦、烦热等症状未缓解。近因外感风热后伴口腔溃疡,食欲减退,夜寐不安等来中医血液专科就诊。患者年老体衰,精气不足,又长期予抗生物代谢药物治疗,耗伤阴精。诸症长期迁延不愈,心情抑郁,肝郁化火,气滞血热,如外邪六淫入侵,易从热化火,或五志过极化火,引动肝火上炎,故见面红目赤,口腔溃疡,胸胁胀闷,口苦纳呆,尿赤便秘等,治拟清肝化瘀,方用龙胆泻肝汤加减,诸热之症能得到缓解。但是,真性红细胞增多症是本虚标实之证,口腔溃疡等标证缓解后,应及时健脾和胃,开气血生化来源。在脾之健运的基础上,酌情滋肝补肾,培元固本,适时佐以清热化痰活血,能有效地防治并发症,提高生活质量。

第九章
骨髓增生异常综合征

第一节 概 述

骨髓增生异常综合征(myelodysplastic syndrome, MDS)是一组克隆性造血干细胞疾病,其特征为血细胞减少,髓系细胞一系或多系发育异常,无效造血,以及演变为急性髓细胞白血病的风险增高。内在的病理生理基础是髓系细胞发育异常,外在表现为显微镜下可辨认的细胞形态学异常。欧美国家流行病学调查提示,该病的发病率为(2~4)/10万,我国由于缺乏大规模科学的流行病调查数据,发病率的数据仍然停留于1986~1988年在天津地区的调研数据0.23/10万。该病的病因尚未阐明,一些骨髓增生异常综合征发病危险因素的调查报告结果显示,发病相关因素有电离辐射、高压电磁场、烷化剂、苯、氯霉素、石油产品、有机溶剂、重金属、杀虫剂、染发剂、烟尘、吸烟、酗酒等。其中一些因素如放射治疗、烷化剂、苯、氯霉素、乙双吗啉等已被证实能引起继发性骨髓增生异常综合征或治疗相关性骨髓增生异常综合征。祖国医学在治疗骨髓增生异常综合征时,多集中于虚实兼顾,多数医家认为该病病机以"虚"为本,主要责之脾、肾,同时邪毒内蕴为标,痰瘀内动为本。骨髓增生异常综合征多发于老年人,随着年龄增长,脾、肾功能渐衰,气血亏虚,邪毒易乘,侵髓坏血,暗耗精血,正虚愈来愈重,无力御邪。虚久必瘀,瘀必阻络;因毒致瘀,毒瘀搏结,气血亏虚渐进加重,进而导致"脏腑衰竭、精气乃绝"之象。临诊首当辨明邪正盛衰,寒热虚实,治当虚实兼顾,根据不同病程选择补虚为主,还是祛邪为主,抑或两者兼顾。

祖国医学典籍未见有关骨髓增生异常综合征的病名记载,根据现代医学对该病的发病机制及病程演变,一般认为古代医学典籍和历代医家对本病的描述可散见于"虚劳""癥积""内伤发热""血证"等病症范畴。"虚""劳"始见于《黄帝内经》,《素问·通评虚实论》曰:"精气夺则虚";稍晚于《黄帝内经》成书的《难经》创立了"五损"之说:"一损损于皮毛,皮聚而毛落;二损损于血脉,血脉虚少,不能荣于五脏六腑;三损损于肌肉,肌肉消瘦,饮食不能为肌肤;四损损于筋,筋缓不能自持;五损损于骨,骨痿不能起于床。"皮毛、肉、血脉、筋、骨谓之"五体"。"五损"就是指上述形体的损伤,反映了五脏精气的亏损。据汉代许慎《说文解字》:"劳,剧也",又说"用力者劳",可见"虚"是人体阴血与阳气的消耗不复,"劳"是指人体任何器官的过用或动作过极,皆可因劳致病。至汉代张仲景在《金匮要略》虚劳篇中将"虚""劳"合称,作为一个病名首次提出来。张仲景笔下的虚劳病是以一系列脾肾阳虚证候为主要表现的慢性虚弱性疾病,是劳伤所致的慢性衰弱疾病的总称。隋唐时期的《诸病源候论》《备急千金要方》等著作在阐述《黄帝内经》《难经》有关五脏虚损论述的基础上进一步扩大了虚劳的范围。《诸病源候论》所载"虚劳诸侯"把许多慢性病的后期阶段都划属于虚劳,其后《备急千金要方》《外台秘要》均以此为宗。清代吴谦等《医宗金鉴·杂病心法要诀》亦对本病的病名含义做了阐述:"虚者,阴阳、气血、营卫、精神、骨髓、津液不足是也。损者,外而皮、脉、肉、筋、骨,内而肺、心、脾、肝、肾消损是也。成劳者,谓虚损日久,留连不愈,而成五劳,七伤,六极也。"

内伤发热者,《黄帝内经》即有较多记载,其中对"阴虚则内热"论述较详。此"阴虚则内热"是指劳倦过度可耗伤气阴,影响脾胃的运化功能,导致"内热"发生,说明劳倦过度可引起阴阳失调而发热,属"内伤发热"之范畴;《金匮要略·惊悸吐衄下血胸满瘀血病脉证治》中云:"病者如热状,烦满,口干燥而渴,其脉反无热,此为阴伏,是瘀血也。"其所论已涉及瘀血引起低热之病证。《中藏经·寒热论》中有"阳不足则先寒后热,阴不足则先热后寒……皮热而燥者,阴不足"之载,描述了阳虚、阴虚引起发热的不同特点。《诸病源候论·虚劳客热候》中曰:"虚劳之人,血气微弱,阴阳俱虚,小劳则生热,热因劳而生。"指出了此热系内伤所致,热因劳而生的特点。明代王纶在《明医杂著·医论》中云:"内伤发热是阳气自伤,不能升达,降下阴分而为内热,乃阳虚也,故其脉大而无力,属肺脾。阴虚发热,是阴血自伤,不能制火,阳气升腾而为内热,乃阳旺也,故其脉数而无力,属心肾。"此乃"内伤发热"这一病证名称被首次明确提出。虚劳而热者,古代也有医家阐述,《诸病源候论·虚劳热候》曰:"虚劳而热者,是阴气不足,阳气有余,故内外生于热,非邪气从外来乘也。"说明素体阴虚,或患热病日久,伤阴耗液,或误用、过用寒凉药物,都可使阴液亏虚。水不能制火，则阳亢乘阴，导致阴虚内热，《景岳全书·杂证谟·火证》曰："阴虚者能发热，此以真阴亏损，水不制火也。""阳虚者，亦能发热，此以元阳败竭，火不归原也。"嗜欲无度，肾之精气俱损，若肾阴亏虚无以制火则虚热内生；若肾阳亏虚，则虚寒内生，格阳于外，致虚阳浮越于外而发热。《兰室秘藏·杂病门》中指出血虚发热"得之于饥困劳役"。

血证是祖国医学特有的病证名称，又称"血病""失血"，指血液不循常道，或上溢于口鼻诸窍，或下泄于前后二阴，或渗出于肌肤所形成的疾患。纵观历史上中医对血证的认识，是一个不断动态发展的过程。病因、病机、治疗原则等相对统一，不同时期的医家又加入自己的理解与体会，使得理论体系得以不断地充实完善。对于失血的记载最早见于《黄帝内经》，然书中并未有"血证"这一名词，而是称其为"血流""血溢""夺血""脱血""见血"。历代医家也都是将各种出血分别论述。直到明代虞抟《医学正传·血证》才把多种出血病证归纳在一起，统称为"血证"。关于"血证"病因病机的认识，由于处于不同的历史时期，其气候、地域、社会环境差异巨大，各医家治疗经验与体会也各有不同。在病机论述上各有所长，有重于火热、气虚者，有重于阴虚者，还有侧重血瘀者。笔者认为虽众说纷纭，但归结起来无外乎虚实二纲，"热、虚、瘀"三字而已。实证有"火热之邪""气机逆乱""瘀血内阻"；虚证有"气虚""阳虚""阴虚"之说。对血证治疗的认识，是一个从药到方，从方到法，从法到则的不断完善的过程。汉代张仲景的《金匮要略》丰富了不同病机的出血治疗，创立了泻心汤、黄土汤等治血名方，至今为临床所习用。唐代《备急千金要方》最早提出血证"止血、祛瘀、和血、补虚"的治则；明清时期，诸医家对失血的辨证论治日臻完善。明代张介宾《景岳全书·血证》指出："火盛逼血妄行者……可以清火为先，火清而血自安矣""气顺则血自宁也"，阐明了"清火""降气"为治疗血证的基本方法之一。此后医家多尊景岳之法而治之。

"癥""积"皆为腹腔内有形之肿物，两者在病因病机上区别不大。"癥"之病名，始见于《金匮要略·疟病脉证并治》中："病疟以月一日发，当以十五日愈，设不差，当月尽解，如其不差，当云何？师曰：此结为癥瘕，名曰疟母。"又见《金匮要略·妇人妊娠病脉证并治》曰："妇人宿有癥病，经断未及三月，而得漏下不止，胎动在脐上者，为癥痼害……"古人素有"七癥""十二瘕"之说，所谓"七癥"者，隋代巢元方在其《诸病源候论》中详论"癥"之病因、证候，具体提出了食癥、暴癥、米癥、虱癥、鳖癥、发癥及蛟龙癥，并分而论之。为后世"癥"

的概念及分类奠定了基础。"积"之病名最早见于《黄帝内经》,如《灵枢·五变》云:"人之善病肠中积聚者,何以候之……"并首次将积聚分为伏梁、肥气、痞气、息贲、奔豚五种,如《素问·腹中论》曰:"病有少腹盛,上下左右皆有根,名曰伏梁……"为后世的"五积"说奠定了基础。此后凡提及积证,往往概称为"五积"。如《诸病源候论》《外台秘要》《太平圣惠方》《景岳全书》《医宗必读》《医宗金鉴》《杂病源流犀烛》等皆宗"五积"之说。癥积的形成乃由多种致病因素协同作用的结果,凡外感邪毒,日久不去,或情志抑郁,久而不解,或寒温不调,饮食伤脾,酿生痰浊,以及他病缠绵不愈,均可导致气滞血瘀,而成癥积。以上是引发癥积的主要原因,正气亏虚则是癥积发病的内在因素。有关癥积病因病机的论述,首见于《黄帝内经》,如《灵枢·百病始生》云:"积之始生,得寒乃生……"后世医家对癥积病因病机的论述皆是在《黄帝内经》的基础上结合个人临床发展而来,如《活法机要》曰:"壮人无积,虚人则有之。"《景岳全书·积聚》亦谓:"凡脾肾不足及虚弱失调之人,多有积聚之病。"具体可有"情志抑郁,气滞血瘀而成癥积""内伤饮食,酿生痰浊而成癥积""寒温失节,胶结阻滞而成癥积"。关于"癥积"的辨证论治,历代医家论述汗牛充栋,但笔者推崇《景岳全书》。《景岳全书》指出:"积聚治法总其要不过四法,曰攻、曰消、曰散、曰补。"并认为"积坚气实者,非攻不能去……不堪攻击,只宜消导渐磨""脾胃不足及虚弱失调之人……皆以正气为主""若积聚未久而元气未损者,此其所急在积,速攻可也""治虚邪者,当从缓治,只宜专培脾胃以固本"等。张景岳之论,颇为精妙。《医宗必读》强调:"积之为义,日积月累,非伊朝夕,所以去之亦当有渐。"其治以"屡攻屡补,以平为期"。

　　随着整个社会民众预期寿命增加、环境污染加剧,以及诊断技术的进步,骨髓增生异常综合征的发病率逐年增加,严重危害人类健康。现代医学根据国际预后评分系统把该病分为低危、中危及高危,临床表现以贫血、出血和发热为主。低危患者以支持治疗为主,中高危患者通常给予小剂量化疗、甲基化抑制剂,以及标准化疗和异基因干细胞移植治疗,但总体治疗效果较差,且毒副作用较多。相较于单独西医治疗,中西医结合治疗具有一定的优势。吴正翔教授在多年的临床生涯中,根据现代医学对该病的认识,结合传统医学有关病因病机和治则,提出了独到的"辨病辨证相结合"的辨证理论,认为骨髓增生异常综合征是以"气血两虚,肝肾阴虚"为主要病机,以"益气养血,健脾益肾"为治疗总则,经多年的临床实践验证,疗效颇佳。

第二节　病因病机认识

《灵枢·经脉》载:"人始生,先成精,精成而脑髓生,骨为干,脉为营……血气乃行。"《素问·生气通天论》曰:"骨髓坚固,气血皆从。"《素问·痿论》:"肾主身之骨髓。"可见,血气成于肾精,即骨髓化生血液的造血基础主要取决于肾精的是否充盛。骨髓的造血功能与中医学的肾密切相关。而相火居于肾,是肾中生生不息,温煦、生化的原动力,"人非此火不能有生",且"凡动皆属于火"(《相火论》)。因此,正常的骨髓造血功能(造血细胞的增殖、分化、发育、成熟及释放等)就是肾中精气旺盛,相火动得其正,温煦、生化阴精而化生血液的结果。因而造血功能这种"动态"即相火。而当骨髓增生异常综合征时,骨髓造血组织中恶性克隆的异常增殖、分化受阻、病态造血及释放紊乱等一系列病态过程,就是相火动失其常,是谓妄动。可见"人之疾病,亦生于动,其动之极也,病而死矣"(《格致余论》)。相火妄动则暴悍酷烈,大伤元气,煎熬真阴,甚则阴绝而死。因此,临床上某些骨髓增生异常综合征病例病情可逐步发展、恶化,或转为急性白血病而预后不佳,亦即印证此说。

中西医结合研究认为骨髓增生异常综合征的病机是由先后天各种因素导致的"气阴两虚,瘀血内阻",疾病在演化过程中可发展为"阳虚"或"阴阳两虚"证。若出现"气不摄血""阳虚血脱"或"虚人外感"证,是疾病进一步加重或恶化的结果,随时都会出现"阴竭阳微"之危候。病变主要部位在肾与脾,脾肾两亏,不得相协,精不化血,血不生精,肾阳不化气,血不载气,导致精枯气乏,精血两虚。病程中,或因感受六淫之邪,或因七情内伤,或因劳损脾肾,邪气乘虚内伏少阴或太阴,蕴而化热,久而成毒,热毒耗气伤精,使精枯气乏愈烈,则气不行血而血停,精不荣血而血枯,终致血瘀,形成骨髓增生异常综合征的虚、毒、瘀三个病理阶段。

第三节　组方的运用

一、经验方

(一)金匮肾气丸适用于脾肾阳虚型

症见面色无华,腰膝酸软,小便不利,畏寒肢冷,舌淡苔白,脉细弱。治以温补肾阳,化气行水。临床多选用金匮肾气丸(东汉《金匮要略》)加减,方药组成:地黄、山药、山茱萸(酒炙)、茯苓、牡丹皮、泽泻、桂枝、附子(制)、牛膝(去头)、车前子(盐炙)。该方是平补而非温燥之剂,另一特点是补中有泻。后人据此结构稍做调整,如加重桂枝、附子的桂附八味丸;加鹿茸及五味子的十全大补丸以补肾阳;去桂枝、附子或加知母、黄柏,或加杞菊的六味地黄丸、知柏地黄丸、杞菊地黄丸以补阴;加牛膝、车前子的济生肾气丸以利尿消肿等,其衍生方多达六十首,极大地拓宽了肾气丸的应用范围。此乃万变不离其"损其肾者益其精"的宗旨。

(二) 犀角地黄汤适用于热入血分型(包括热扰心神、热伤血络、蓄血瘀热)

症见身热谵语,皮肤瘀斑色紫黑,吐血、衄血、便血、尿血,喜忘如狂,漱水不欲咽,大便色黑易解,舌绛起刺,脉细数等。当治以清热解毒,凉血散瘀。临床多选用犀角地黄汤(唐代《备急千金要方》)加减。方药组成:犀角(现多以水牛角代替)、生地黄、芍药、牡丹皮。该方凉血与活血散瘀并用,热清血宁而无耗血动血,凉血止血而不留瘀。若见蓄血,喜忘如狂者,邪热与血瘀互结,加大黄、黄芩,以清热逐瘀,凉血散瘀;郁怒而加肝火者,加柴胡、黄芩、栀子以清泻肝火;热伤血络,迫血妄行之出血,加白茅根、侧柏炭、小蓟以凉血止血。后世医家在该方基础上,根据"血证"的不同的病因病机阶段,衍生出适用于邪入营血,热深毒重证的神犀丹,以及适用于气分热炽,而血热又起,气血两燔的化斑汤。

(三) 当归补血汤适用于血虚阳浮发热型

症见肌热面红,烦渴欲饮,舌苔微淡黄薄,脉洪大而虚,重按无力者,当治以补气生血。临床多选用当归补血汤(元代《内外伤辨惑论》)加减,方药组成:黄芪、当归。该方配伍特点:有形之血不能速生,无形之气所当急固,有形之血生于无形之气,补气生血,故黄芪用量倍于当归(黄芪与当归用量5∶1);黄芪大补肺脾之气,以滋生化之源;当归养血和营。若血虚伴感冒发热头痛者,加葱白、豆豉、生姜、大枣以疏风解表;若血虚气弱出血不止者,可加煅龙骨、阿胶、山茱萸以固涩止血。

(四) 膈下逐瘀汤适用于肝郁气结,瘀血阻滞型

症见积聚痞块,痛不移处,卧则腹坠,或肾泻、久泻由瘀血所致者。当治以活血逐瘀,破癥消结。临床多选用膈下逐瘀汤(清代《医林改错》)加减,方药组成:五灵脂、当归、川芎、桃仁、牡丹皮、赤芍、乌药、延胡索、甘草、香附、红花、枳壳。本方证系因肝郁气结,瘀血阻滞所致。方用红花、桃仁、五灵脂、赤芍、牡丹皮、延胡索、川芎、当归活血通经,行瘀止痛;香附、乌药、枳壳调气疏肝。与血府逐瘀汤相比,本方活血祛瘀之品较多,因而逐瘀之力较强,止痛之功更好。至于本方中甘草之所以用量较重,一则是取其调和诸药,使攻中有制;二则是协助主药以缓急止痛,更好发挥其活血止痛之能。若气弱、血虚者可酌情加益气补血药。

二、补肾活血复方(自拟方)

吴正翔教授在长期的临床实践中认识到,骨髓增生异常综合征多属中医学"虚劳""血证"的范畴,疾病后期常伴"内伤发热"及"癥积"。该病多为先天不足,后天失养,复感外邪所致,病变部位多在脾、肾与气、血,治疗总则为温补脾肾,凉血活血,复感外邪时佐以清热解毒之药。自拟"温肾活血复方",主治中低危骨髓增生异常综合征,以及慢性再生障碍性贫血,证见虚劳(肾阴阳两虚)者。

【药物组成】 何首乌20 g、炙黄芪30 g、太子参30 g、当归9 g、焦白术15 g、炒白芍12 g、黄精15 g、女贞子10 g、墨旱莲12 g、生地黄15 g、熟地黄15 g、山茱萸10 g、山药20 g、枸杞子12 g、菟丝子30 g、炙龟板(先煎)15 g、锁阳20 g、肉苁蓉12 g、巴戟天20 g、沙苑子12 g、贯众15 g、补骨脂10 g、炒蒲黄(包煎)15 g、槐米20 g、水牛角(先煎)15 g、鹿角12 g、炙甘草15 g。

【功效】 温补脾肾,益气养血,凉血止血。

【服法】 每日1剂,水煎服,每日2次,每次约150 mL,饭后1小时温服为宜。

【适应证】 脾肾两虚,气血不足。头晕,目眩,心悸,失眠,面色萎黄,四肢麻木,月经量少及爪甲、唇舌淡白,脉细弱等,血虚日久,脏腑失于濡养,功能衰退。加之亡血失血,久则气随血耗,致气虚,表现为气短,乏力,自汗,易于疲劳,动则尤甚等。

【禁忌证】 高热、阴虚内热者慎用,对本方过敏或不耐受者禁用。

【现代临床运用】 吴正翔教授推崇明代医家张景岳的"阴阳互根"理论,强调阴以阳为用,阳以阴为根;阴阳平秘,精神乃治。骨髓增生异常综合征的本质是肾虚,但肾虚有偏肾阳虚、偏肾阴虚及肾阴阳两虚之分。因此,治疗也有所侧重,或补肾阳为主,或滋肾阴为主,或肾阴阳双补。处方中常将甘温性刚的补阳药与甘寒阴柔的滋阴药合用。骨髓增生异常综合征属肾阳虚者,用补肾阳药如锁阳、巴戟天、肉苁蓉、补骨脂,配以滋阴药如枸杞子、山茱萸、黄精,从阴引阳,以静制动,纠正补阳药的刚燥之偏,以免动血伤阴;属肾阴虚者,用滋肾阴药如女贞子、墨旱莲、桑葚、枸杞子、黄精,配以补阳药如鹿角胶、淫羊藿、巴戟天,从阳引阴,以动带静,避免补阴药滋腻不化,以使阳生阴长;肾阴阳两虚者,可将补阳药与滋阴药同用。重用党参、黄芪,益气生血,"血虚必兼气虚,补血必先补气"。因有形之血不能自生,必得无形之气而始生,主张在补血药中加入大量的补气药以生血。常用太子参、炙黄芪各30 g,配伍当归、炒白芍、熟地黄使气旺而血生,实践证明确有较好疗效。针对脾气虚衰,纳运失司的食欲不振,腹胀,便溏或腹泻,四肢虚浮,水肿等症状,常用炒白术、炙黄芪、茯苓、炙甘草益气健脾,燥湿助运;砂仁、白豆蔻理气行滞,芳香醒脾;焦山楂、神曲消导助纳。如是则脾运得健,胃纳得化,气血自有生化之源。同时,针对骨髓增生异常综合征出血病症,提倡"辨证止血,以位选药",临证时应辨证求因,分清寒热虚实,然后随证治之,如此才能杜绝出血之源。吴正翔教授将骨髓增生异常综合征出血的原因归为"热毒、血瘀、阴火、气虚"四端。骨髓增生异常综合征患者常伴血小板减少,此类患者出血以皮肤黏膜出血、齿衄、鼻衄为主,且常为虚证出血,临证多在补益气血的基础上加用水牛角、炒蒲黄、三七、知母等,而骨髓增生异常综合征伴感染时则可出现较严重的出血,如内脏出血,表现为便血、尿血、咳血,此时当治以清热解毒,凉血止血,多选用连翘、蒲公英、贯众炭、炒黄芩、焦栀子、水牛角、牡丹皮、白茅根等。

结合现代医学的研究认为,补益脾肾、活血的中药能调节骨髓增生异常综合征患者的免疫功能,双向调节骨髓增生异常综合征患者的骨髓凋亡。如健脾补肾药物有抑制低危组骨髓增生异常综合征骨髓细胞过度凋亡的作用,而活血解毒药物则有诱导高危组骨髓增生异常综合征骨髓细胞凋亡的作用。

医案列举

案1. 顾某,男,69岁。初诊日期: 1995年2月24日。

[主诉] 诊断骨髓增生异常综合征1年余,反复头晕,心慌,乏力。

[现病史] 患者1993年12月因头晕,乏力在上海市某医院诊治发现严重

贫血,骨髓检查诊断为骨髓增生异常综合征伴环形铁粒幼细胞增多,后相继应用促红细胞生成素、α干扰素、维A酸等治疗,疗效不佳,血红蛋白徘徊于40~60 g/L,白细胞计数及血小板计数均在正常范围,定期输血。刻下:动则心慌心悸,耳鸣,头晕目眩,夜尿增多,面色虚黄,下肢浮肿,纳差,舌质胖,苔薄白,脉细弦数。血常规示白细胞 $4.6×10^9$/L,血红蛋白 57 g/L,血小板 $109×10^9$/L。

[诊断]西医诊断:骨髓增生异常综合征伴环形铁粒幼细胞增多。

中医诊断:虚劳(心肾两虚,气血亏损)。

[治法]益肾健脾,补养气血。

[方药]补肾活血复方加减。太子参 30 g、黄芪 30 g、丹参 15 g、焦白术 12 g、炒白芍 12 g、黄精 15 g、淫羊藿 10 g、巴戟天 15 g、菟丝子 30 g、当归 20 g、干地黄 10 g、山慈菇 12 g、肉苁蓉 12 g、鸡血藤 20 g、薏苡仁根 20 g、泽泻 12 g、茯苓 12 g、焦山楂 12 g、焦神曲 12 g。水煎服,每日 1 剂。同时,继续服用维A酸 30 mg/d。此后,患者每半月诊治 1 次,根据伴随情况以上方为基础加减,随访至 1995 年 10 月,患者血红蛋白维持在 60~70 g/L,基本脱离输血。

案 2. 陈某,男,48 岁。初诊日期:1990 年 4 月 21 日。

[主诉]诊断为骨髓增生异常综合征 8 月余,反复头晕,乏力。

[现病史]患者于 1989 年 8 月因发热,头晕,乏力在新疆某医院诊治,当时白细胞 $13×10^9$/L,血红蛋白 50 g/L,血小板 $13×10^9$/L。经骨髓检查诊断为骨髓增生异常综合征(-)、难治性贫血(-),给予输血、抗感染、维A酸口服(60 mg/d)等治疗,病情有所稳定。刻下:头晕,乏力,无发热,无明显出血,舌淡红,苔薄白腻,脉弦细。血常规示白细胞 $11.2×10^9$/L,血红蛋白 58 g/L,血小板 $34×10^9$/L。

[诊断]西医诊断:骨髓增生异常综合征(难治性贫血)。

中医诊断:虚劳(脾肾两虚,气血亏损)。

[治法]益肾健脾,补养气血。

[方药]补肾活血复方加减。太子参 30 g、黄芪 30 g、焦白术 12 g、炒白芍 12 g、黄精 15 g、淫羊藿 10 g、巴戟天 15 g、菟丝子 30 g、当归 20 g、干地黄 10 g、山慈菇 12 g、肉苁蓉 12 g、鹿角胶 10 g、鸡血藤 20 g、焦山楂 12 g、焦神曲 12 g。水煎服,每日 1 剂。同时,继续服用维A酸 30 mg/d。此后,患者每半月诊治

1 次,根据伴随情况以上方为基础加减,血常规指标基本稳定,3~6 个月输血1 次,治疗 2 年后,病情出现进展,复查骨髓提示原始细胞增多(11%),给予小剂量阿糖胞苷治疗,3 个疗程后病情缓解,外周血常规指标明显改善,白细胞9.1×10^9/L,血红蛋白 149 g/L,血小板 295×10^9/L。随访至 1998 年 8 月,病情稳定。

[按语] 两例患者经确诊骨髓增生异常综合征后,西药治疗不能解决头晕,乏力的症状。吴正翔教授辨证为肾虚气血两亏,从虚劳论治,均投补肾活血复方加减用药,以期温肾益气活血之效。案 1 患者,年事已高,肾阳不足,难以鼓动本已病弱的脾阳振奋健运,更换多种西药治疗后血红蛋白仍低,心脾两虚,气损血少的表现非常明显,投以补肾活血复方后,血红蛋白有起色,可西药单药维持剂量,且可基本脱离输血。案 2 患者正值壮年,脏腑基础功能尚可,西药治疗血常规指标有所改善,但仍不能改善头晕,乏力的症状。治以补肾活血复方,鼓舞脏腑功能,血常规指标及整体状况得到改善,虽病程中出现进展,但也很快得到控制,且能维持病情稳定。两患者均经中药汤剂的应用,从根本上调整脏腑功能状态,起到减少西药用量,降低西药副作用,改善患者生活质量,维持病情稳定的作用。

第十章
紫　癜

第一节　概　述

　　紫癜,国内多数中医学者认为其归属于中医学"肌衄""血证""葡萄疫""紫癜风""内伤发斑"等范畴。其临床主要表现为皮肤散在的细小出血点或瘀斑,甚则内脏出血;常伴有鼻衄,口腔黏膜出血,牙衄,舌衄,女性月经过多,少数有脾肿大,出血严重者可以并发贫血。

　　紫癜的发病机制迄今尚未完全阐明。多数学者认为免疫失衡在紫癜的发病机制中可能起重要的作用。患者体内形成的血小板相关抗体(PAZgG,临床多见患者此类抗体高于正常指标)可使血小板易在单核-巨噬细胞系统内被破坏,导致血小板减少,由此类因素引起的紫癜称为特发性血小板减少性紫癜(idiopathic thrombocytopenic purpura, ITP,特点是单纯性血小板减少);本病也可由细菌或寄生虫感染,食物、药物或疫苗注射、花粉等过敏,寒冷刺激及虫咬伤等因素诱发,称为过敏性紫癜(特点是血小板计数可正常),此类紫癜为毛细血管壁通透性和脆性增高的毛细血管变态反应性疾病,可伴有胃肠道、关节或肾脏等方面的症状。

第二节　病因病机认识

　　吴正翔教授行医 56 年,擅长运用中医药学理论治疗血液系统疾病,认为紫癜多因火热毒邪,阴虚火旺及气虚不摄而成。属火热毒邪者,多有感受风热燥邪的病证可以循求;属阴虚火旺者,常有火热伤阴及脏腑内伤的病史可资佐证;属气虚不摄者,多为素体偏虚、久病、劳倦内伤等因素耗气伤阴的结果。而血瘀阻络既是火热伤络,迫血妄行的病理结果,又是紫癜的病因之一。

本病病机为感受外邪,伤气伤血,蕴生瘀热,导致络脉受伤,积于肌肤腠理之间,瘀血内滞,迫血伤络。"阳络伤则血外溢,血外溢则衄血。阴络伤则血内溢,血内溢则后血。"(《灵枢·百病始生》)阳络伤者血溢上为鼻衄、齿衄;外为肌衄,而成紫癜、瘀斑,其受损四肢肌肤的瘀点、瘀斑多斑色红赤,呈对称性分布;可有发热,两膝、踝关节疼痛或手腕肿痛。阴络伤者,瘀血内溢肠道或渗于膀胱,发生腹痛、黑便、尿血,女性热伤血室则可见崩中漏下,或肌肤瘀点,斑色不活,面色㿠白。若与过敏相关,则发病急骤,有如风行数变,故有"紫癜风"之称,此类紫癜既有阳络伤之血外溢的临床表现,又有阴络伤之血内溢的见证,同时有兼证不同和虚实之别,临证需细心辨证。

吴正翔教授认为,辨紫癜病五脏之伤不外乎气、血、阴、阳,临证应顺气血同源、阴阳互根、五脏相关,审因论治,治疗时必求其本,切忌滥用补药。吴正翔教授在长期的临床实践中,充分发扬中医药学辨证与辨病结合的特色,注重实验室检查与处方遣药相结合,丝丝入扣,辨证合理,处方用药得体,临床疗效良好。

吴正翔教授对紫癜论治,首辨发病原因和发病机制,多从火热毒邪,阴虚火旺及气虚不摄等方面入手;其次审查紫癜病势之轻重,观其肌肤紫癜的数量、颜色、大小,以及有无其他部位的出血症状。治疗方面吴正翔教授推崇止血、消瘀、宁血、补虚四法,治拟分型论治。急性(血热妄行型)多属血分实热,其病机为外邪入侵,蕴生瘀热,耗伤营血,积于肌肤腠理之间,迫血伤络,血外溢在上多见有鼻衄、齿衄;外溢肌肤多见为肌衄、紫癜;血内溢而渗入脬则为尿血;热伤血室则女性崩中漏下;热郁胃肠则为吐血、便血;九窍出血名为大衄,本型求本治法为清热凉血止血法。慢性者多见阴虚火旺证,本型常有火热伤阴及脏腑内伤的病史可资佐证,虚火内炽,灼伤血络,血溢脉外散于肌肤而成为内伤发斑;凡血瘀阻络、血不循经者必加重紫癜和出血症状,本型宜选用滋阴凉血止血法。气不摄血型多见于反复发作的特发性血小板减少性紫癜慢性型患者,紫癜颜色暗淡隐隐时现,以肢体多见,此起彼伏,劳则加重,病程较长,本型宜选用补气摄血法。脾肾两虚型患者发病缓慢,病程迁延日久,多见于慢性型特发性血小板减少性紫癜或急性型特发性血小板减少性紫癜转变为慢性型者,紫癜色淡不显,时发时愈,伴乏力,头晕,耳鸣,膝软腰酸,纳差便溏等症,本型宜选用益气健脾补肾法。血热瘀滞型多见于紫癜风(即过敏性紫癜)患者。血小板计数多可见正常范围,紫癜色红赤或紫赤,肌肤成片溢出且量多,多呈对称性散布;面赤发热,或有尿血,关节疼痛等症,本型宜选用清营消瘀止血法。分型不同,治疗各异,吴正翔教授辨治特别注意,同时结合实验室的量化指标指导临床的辨证用药。

第三节 经验方的组方运用

(一) 犀角地黄汤适用于火热妄行型

本型一般病情发作较急,出血症状多。紫癜面积大,分布广,形状不一,大小不等,瘀斑瘀点多鲜红或紫暗,或融合成片,甚则肌肤瘀点发黑,以肢体多见,伴有鼻衄,齿衄,甚则尿血,便血;发热,口渴,便秘,溲黄;舌红,苔薄黄,脉滑数。治拟清热解毒,凉血化瘀。临床多选用犀角地黄汤(唐代《备急千金要方》)加减。方药组成:水牛角(代犀角)、生地黄、赤芍、牡丹皮、茜草、生地榆、卷柏。如见高热不退,神昏谵语加石膏、知母、黄连、生大黄、紫雪丹(分吞);见齿衄加鲜白茅根、藕节;见尿血加小蓟、土大黄;见呕血加十灰丸(包煎)等。

(二) 知柏地黄汤合茜根散适用于阴虚血热型

本型病程较长,病情发展缓慢。症见皮肤瘀点、瘀斑,色鲜红或紫红,时轻时重,时发时愈,偶有鼻衄,齿衄;午后低热,常有头晕,乏力,心悸,肌肤灼热或手足心烦热,夜寐盗汗;舌红而少苔,脉细数无力。治拟滋阴降火,凉血止血。临床多选用知柏地黄汤(北宋《小儿药证直诀》)合茜根散(南宋《重订严氏济生方》)加减。方药组成:玄参、生地黄、麦冬、牡丹皮、知母、黄柏、阿胶(烊化)、茜草、山药、炒黄芩、白芍、槐花、墨旱莲等。

(三) 归脾汤适用于气不摄血型

症见紫癜颜色暗淡,多呈散在性分布,以肢体较多,时起时消,烦劳则加重,遇外感发热则紫癜和衄血迅速增多;神疲乏力,心悸,气短,头晕,目眩,面色苍白或虚黄少华,舌质淡白,脉细无力。治拟健脾养血,益气摄血。临床多选用归脾汤(宋代《济生方》)加减。方药组成:炒党参(太子参)、黄芪、当归、白术、熟(生)地黄、白芍、仙鹤草、甘草、大枣、茯神、酸枣仁、阿胶(烊化)等。

(四) 左归丸合当归补血汤适用于肝肾两虚型

症见紫癜色淡红,清稀不显,时发时愈;或伴有面色苍白或虚浮作肿,神疲乏力,头晕,耳鸣,腰膝酸软;女性月经量少色淡,缠绵不断,或衄血时多时少;心悸,失眠,纳呆便溏;舌质淡或有瘀点,脉沉缓。治拟养肝肾,益精血。临床多选用左归丸(明代《景岳全书》)合当归补血汤(元代《内外伤辨惑论》)加减。方药组成:太子参(炒党参)、黄芪、熟(生)地黄、枸杞子、山药、山茱萸、甘草、当归、怀牛膝、菟丝子、鹿角片、炙龟板(先煎)、仙鹤草、墨旱莲、茜草。如失眠加夜交藤、合欢皮等。

（五）消癜汤适用于血热瘀滞型

症见发热,微恶风寒;面赤,斑色红赤或紫赤,量多成片溢出肌肤,多呈对称性散布;心烦身热,或有关节痛、膝痛;或兼有鼻衄,尿血;女性月经有瘀块;舌红有瘀斑,苔黄燥,脉滑数。治拟清营凉血,消瘀止血。临床多选用消癜汤(《现代中医药应用与研究大系·内科》)加减。方药组成:鸡血藤、紫草、土大黄、丹参、炒荆芥、金银花、连翘、牡丹皮、卷柏、侧柏叶、生地黄、生甘草、茜草、墨旱莲、三七粉(分吞)。见血尿加炒蒲黄(包煎)、白茅根;鼻衄加焦栀子;关节肿痛加桑枝、生薏苡仁等。

医案列举

案1. 季某,男,34岁。初诊日期:1998年3月8日。

[主诉] 皮肤反复发作紫癜、牙衄近2年。

[现病史] 患者于1998年3月8日来诊时化验血常规示白细胞10.8×10^9/L,血红蛋白10.2 g/L,血小板3.5×10^9/L,网织红细胞1.5%;骨髓象增生明显及活跃,粒细胞系62.5%,红细胞系22.5%,粒红比例2.9∶1,全片见到巨核细胞314个,分类25个巨核细胞,幼稚型10个,颗粒型巨核细胞14个,成熟产血小板巨核细胞1个,血小板罕见,肝肾功能正常;抗人球蛋白试验阴性;凝血时间(试管法)10分50秒,出血时间8分,凝血酶原时间13.5 s(对照13.5 s),凝血酶原消耗15 s(对照30 s),部分凝血酶原时间40 s(对照43 s);抗血小板相关抗体PAIgG 280×10^7 mg/dL,PAIgA 4.8×10^7 mg/dL,PAIgM 45×10^7 mg/dL。刻下:面色略虚黄,头晕,乏力消瘦;肌肤灼热,手心烦热;两下肢及腰背部有紫癜(2.5 cm×3.5 cm~0.5 cm×1 cm)及散在瘀点,色鲜红或暗红,牙衄少许,夜间自溢;舌质红少苔,脉弦细数;全身浅表淋巴结不肿大,肝脾未触及。

[诊断] 西医诊断:血小板减少性紫癜。

中医诊断：紫癜(内伤发斑、阴虚内热型)。

[治法] 滋养肝肾,降火凉血,宁络止血。

[方药] 知柏地黄汤合茜根散加减。生地黄 20 g、牡丹皮 15 g、茯苓 15 g、泽泻 12 g、山茱萸 10 g、山药 15 g、知母 12 g、黄柏 9 g、茜草 20 g、玄参 15 g、炒黄芩 12 g、阿胶(烊化)10 g、侧柏叶 20 g、生甘草 9 g、墨旱莲 15 g。每日 1 剂,水煎服。后以此方为主加减治疗,肌肤瘀斑量多时加土大黄 20 g、水牛角片(先煎)30 g、槐花炭 15 g;牙衄多加白茅根 20 g、卷柏 15 g;头晕,腰酸加狗脊 15 g、炙龟板(先煎)15 g、天麻 12 g。经治疗 3 个月后,复发性紫癜完全得到控制,血小板计数上升至 85×10^9/L,治疗 8 个月后,血小板计数上升至 418.2 $\times 10^9$/L。

案 2. 陈某,女,14 岁。初诊日期：2005 年 12 月 12 日。

[主诉] 双下肢紫癜,膝关节疼痛伴蛋白尿 4 月许。

[现病史] 患者于 2005 年 8 月 4 日夜间突然下肢皮肤抓痒,两膝关节疼痛难忍,发现两下肢皮肤出现对称性紫癜,高出皮肤,状如赤小豆,摸之碍手,部分紫癜融合成片,面部与眼睑略浮肿。血常规示白细胞 8.6×10^9/L,血红蛋白 11.5 g/L,血小板 11.8×10^9/L;尿常规示尿蛋白(++)。初求诊肾炎科,经诊治紫癜消失,1 个月后两下肢从大腿至小腿部又复发大量对称性紫癜,延及上肢,膝、踝关节疼痛;尿蛋白(++),尿红细胞 8~12/HP,因复发性紫癜,尿蛋白不消失,来血液专科诊治。血常规示白细胞 12.1×10^9/L,血红蛋白 13.2 g/L,红细胞 4.15×10^{12}/L,血小板 21.2×10^9/L。尿常规示红细胞 3~5/HP,尿蛋白(++),颗粒管型 0~2;凝血时间(试管法)5 min/24 h,血块收缩良好。体温 37.4℃,脉率 98 次分,血压 120/76 mmHg。刻下：神清,夜寐不安,心烦,略口渴,身有微热,肌肤四肢均可见出血点,对称性分布,紫癜呈隆起,色鲜红,有碍手感,以两下肢远端为多,密集分布,部分融合成片,略痒;咽充血,扁桃体不大,肝脾不大;关节活动时略有胀痛感,神经检查阴性,束臂试验阳性;舌暗红边有瘀斑,苔薄白腻,脉浮数。

[诊断] 西医诊断：过敏性紫癜。

中医诊断：紫癜风(血热妄行、气滞血瘀型)。

[治法] 清热解毒,凉血消瘀。

[方药] 消斑汤(吴正翔教授验方)加减。炒荆芥 12 g、防风 10 g、连翘 15 g、紫草 15 g、鸡血藤 20 g、土大黄 20 g、牡丹皮 12 g、焦栀子 12 g、生地黄 15 g、

侧柏叶 15 g、水牛角(先煎)30 g、茜草 20 g、卷柏 15 g、墨旱莲 15 g、赤芍 15 g、生甘草 9 g。每日 1 剂,水煎服。后以此方为主加减治疗,血尿、蛋白尿加白茅根 30 g、炒蒲黄(包煎)15 g、荠菜花、荠菜籽各 30 g;关节痛加生薏苡仁 25 g、桑枝 15 g,患者服药 2 周后,全身紫癜完全消失,膝、腿关节疼痛消除;服药 4 周后复查尿常规,蛋白尿消失。

[按语] 案 1 为反复发作性皮肤紫癜、牙衄,病情呈缓慢发展,时发时急,时轻时重。患者诊治时未服激素,病情控制后停服中药汤剂,改用左归丸调治。随访 7 年,紫癜未再发作,全血细胞、血小板抗体完全恢复正常。案 2 为复发性过敏性紫癜(紫癜风)关节型,有关节损伤,有肾损害(蛋白尿),患者在肾病专科治疗时曾服用过激素药,吴正翔教授单用中药治疗,病情缓解后以六味地黄丸调理,观察 6 个月,紫癜未再复发。

第十一章
膏方治疗血液病的临床应用

膏方作为中医传统用药的一种方法,它独到特有的疗效和适合的口味,每临冬季深受患者的欢迎,在各种血液病的缓解期和稳定期,吴正翔教授经常灵活地选用合适的膏方形式治疗血液病患者,以期巩固已经取得的疗效,减少疾病的复发。

第一节 临 床 经 验

一、临证思路

重视病机,强调脏腑辨证。血液系统疾病的发生和转归,中医学认为与人的气血津液相关,由于气血津液是脏腑功能活动的物质基础,而它们的生成及运行又有赖于脏腑的功能活动。因此,在病理上,脏腑发生病变,可以影响到气血津液的变化,而气血津液的病变,也必然要影响到脏腑的功能。与血液相关的脏腑以肝、脾、肾为主,以辨明病位为血液病辨证施治的核心,故治疗血液的病变离不开肝、脾、肾三脏。

审证求因,辨病辨证相结合。《济生方》之"热劳""急劳"是治疗急性白血病的理论和临床依据。临证时强调病证合参,认为古人辨病,限于历史条件并不全面,若结合现代检查方法,则对疾病辨认、诊断则更为精确。同时,当西医检查确实有病,而患者无或仅有轻微症候,中医辨证、辨病均感棘手,此时必须结合西医之诊断。辨病与辨证之要旨在于求"本",即分析主要矛盾及矛盾的主要方面。结合西医的诊查方法,补充、完善中医的辨证论治,从而启发治疗思路,丰富治疗方法。

注意变证,分清标本缓急。辨病以标本缓急为要,重变证。在血液病的治疗过程中,常出现发热、出血、头痛、恶心、呕吐等各种变证,且来势凶猛,病情紧急,如处理不当或不及时,将会影响疗效,甚至造成死亡。因此,临证时需分清证候的标本缓急,"急则治其标,缓则治其本"。膏方适用于缓解期治本,如温肾健脾益髓法治疗重型再生障碍性贫血(缓解期);清肝化瘀法治疗慢性粒细胞白血病(慢性期)。

二、冬令膏方对血液病的调治作用

吴正翔教授认为,血液病冬令进补膏方的意义在于巩固疗效,防其反复。临床上血液病多为沉疴顽疾,病程迁延,脏腑虚损诸证突出,以肾、脾两脏为主,如《张氏医通》云:"人之虚,非气即血,五脏六腑莫能外焉,而血之源头在乎肾,气之源头在乎脾。"脾主气血之化生,肾藏精,精化血,而肝肾同源,"补肾即为补肝",调治肝、脾、肾可谓是膏方治疗血液病的关键环节。如秦伯未曰:"膏方者,盖煎熬药汁成脂液,而所以营养五脏六腑之枯燥虚弱。"

三、治则治法及用药特点

吴正翔教授在血液病膏方的遣方用药体现调节阴阳,以平为期。古人有"春夏养阳""秋冬养阴"之说,"阴者"包括营和血,乃肝、肾二脏所主,主藏血、藏精,肝肾同源,精血互生。因此,冬季养阴着重调补肝肾,其代表药如阿胶、龟板胶、鳖甲胶、熟地黄等补血益阴,但"独阴不长""孤阳不生",酌配以鹿角胶、淫羊藿、巴戟天、肉苁蓉等温阳之品,以期阳中求阴,阴中求阳,阴阳互补,而达"阴平阳秘,精神乃治"。

补肾为主,攻补兼施。20世纪60年代之前治疗再生障碍性贫血多以补益气血为主,收效不显著。在60年代以后开始以温肾健脾法治疗重型再生障碍性贫血,创制"补肾煎"临床应用至今,其对于再生障碍性贫血"从肾论治"的观点已经得到公认。白血病邪盛之时已有精髓劫耗,不可一味祛邪,必须兼顾肾气肾精,邪去之时,当以培养精髓为要;多发性骨髓瘤已知伤于筋骨,病机本在肾,只需补肾固骨,但不忘化痰浊、通脉络等,体现寓攻于补,补攻兼施的治疗特色。

寒温并用,兼清余邪。膏方用药强调个体特点、辨证论治。辨证注重阴阳、寒热、脏腑,另外辨证与辨病相结合:① 再生障碍性贫血、骨髓增生异常综合征属慢性者,一般辨证为脾肾阳虚、肝肾阴虚证,但多有伏邪在内;② 慢性溶血性贫血一般辨为脾肾亏虚,伴有湿热瘀毒内伏;③ 特发性血小板减少性紫癜,慢性期出血不明显多属脾虚血亏、脾肾阴虚或脾肾阳虚,或兼有血中伏热;④ 白血病、淋巴瘤,经过化疗病情缓解后,一般表现为气阴亏虚证,可有伏热、湿毒、瘀毒、痰毒之邪隐伏体内。因此,补肾调肝,益气养阴等补虚同时,注意清里热、除沉寒、化痰湿、行气血、抗邪毒等。

第二节 防 治 优 势

冬令进补,可使体内精气收藏伏匿,有利于发挥中医精、气、神调养之作用。膏方是冬令进补的主要手段之一。其以扶正补虚为主旨,具调阴阳,补气血,养精填髓,扶助正气之功,从现代医学角度,即调节机体免疫功能、改善人体内环境,并兼顾祛邪治病。针对血液病病情较稳定,以虚性证候为突出,需要一定时间服药,而处方也基本固定者,可固本培元,清除余邪,防其复发的作用。

就组方治法而言,血液病多为疑难病症,病情复杂,病程较长,非短期治疗、一针一药即能奏效,往往需数法同用方能制胜,非大队药物联合应用难以周全。拟膏方是将多种方药精妙组合的一种高深的中医治疗技术,对于复杂症候群最为适宜。且膏方具有药力缓和、稳定持久、服用方便、易携易存等优点,更适合现代人的生活节奏,因此,膏方是调治虚证血液病者的理想剂型。另外,血液病膏方中多以血肉有情之品的胶质收膏,滋补的力量显著增强,非草木类药剂所及,更适合血液病虚证患者填精充髓之用。

医案列举

案1. 再生障碍性贫血齿衄案

朱某,女,49岁,初诊日期:2001年12月4日。发现全血细胞减少4年余。患者1997年8月发现全血细胞减少,当时血常规提示白细胞$2.0×10^9$/L,血红蛋白88 g/L,血小板$19×10^9$/L。有出血倾向,经常齿衄。行骨髓穿刺3次,病理切片示"造血组织高度再生"低下,诊断为再生障碍性贫血,曾住院6个月,服泼尼松片及中医药温肾健脾之剂治疗,去年冬天服温肾健脾膏滋方。复查血常规示白细胞$3.9×10^9$/L,血红蛋白108 g/L,血小板$60×10^9$/L。近年来偶有齿衄,面色尚红润,纳食如常,时头晕,夜寐梦多,已经绝经1年多。血常规指标基本稳定。脉弦细,苔薄黄,舌淡红。此为慢性型迁延性再生障碍性贫血,虚劳血虚,虚者补之,拟益气养血、温肾益髓是培本复原根本之法,属虚劳血虚、肝肾两虚型。今至冬令仍要求膏滋方,续拟温补肝肾,缓以调治。

处方:生晒参(另煎)200 g,太子参300 g,炒党参200 g,当归身150 g,焦白术200 g,炒白芍200 g,女贞子150 g,墨旱莲150 g,枸杞子200 g,茜草200 g,仙鹤草300 g,连翘150 g,焦栀子150 g,藕节炭200 g,槐米200 g,白茅根300 g,玄参150 g,贯众炭150 g,鸡血藤200 g,五味子150 g,生地黄200 g,炒熟地黄200 g,牡丹皮120 g,茯苓150 g,蒲公英300 g,炒荆芥150 g,山茱萸150 g,山药200 g,泽泻150 g,何首乌200 g,桑寄生200 g,桑葚200 g,淫羊藿150 g,仙茅150 g,肉苁蓉200 g,补骨脂150 g,巴戟天150 g,沙苑子200 g,刺蒺藜150 g,菟丝子300 g,覆盆子150 g,狗脊200 g,怀牛膝150 g,草薢200 g,杜仲150 g,小蓟200 g,酸枣仁200 g,夜交藤300 g,合欢皮150 g,炒黄柏150 g,丹参150 g,莲子肉350 g,大枣150 g,焦山楂200 g,砂仁(后下)30 g,炙龟板(先煎)200 g,炙鳖甲(先煎)150 g,鹿角片(先煎)200 g,核桃肉(粉入)400 g,胡麻仁(粉入)400 g,阿胶(烊入)400 g,紫河车(粉入)200 g,白冰糖500 g,饴糖400 g,收膏。

2002 年 11 月 13 日。再生障碍性贫血史,一年来偶有齿衄,以虚劳血虚两年冬季服膏调治后,血常规指标趋近正常,今日复查血常规示白细胞 4.6×10^9/L,血红蛋白 107 g/L,血小板 143×10^9/L,近有晨起口苦,夜寐多梦,苔薄黄舌暗红,脉细。此辨证为虚劳血虚恢复期,续拟益气养血,温肾益髓法,当于原方中加减投之。

处方:生晒参(另煎)200 g,炒党参300 g,炙黄芪250 g,当归身150 g,焦白术200 g,炒白芍200 g,炒熟地黄150 g,大生地黄150 g,何首乌200 g,桑葚150 g,枸杞子150 g,菟丝子250 g,沙苑子150 g,肉苁蓉150 g,巴戟天150 g,淫羊藿150 g,补骨脂120 g,女贞子150 g,墨旱莲150 g,仙茅120 g,茯苓150 g,山茱萸150 g,山药300 g,黄精150 g,狗脊200 g,怀牛膝150 g,仙鹤草300 g,槐米150 g,杜仲150 g,续断150 g,五味子150 g,覆盆子150 g,鸡血藤250 g,茜草150 g,茯苓150 g,楮实子150 g,五加皮150 g,炒荆芥150 g,贯众120 g,草薢150 g,小蓟150 g,炒黄柏120 g,夜交藤300 g,酸枣仁150 g,炒谷芽150 g,焦山楂200 g,砂仁(后下)30 g,大枣150 g,莲子肉300 g,炙鳖甲(先煎)150 g,炙龟板(先煎)200 g,核桃肉(粉入)400 g,鹿角片(先煎)150 g,阿胶(烊入)400 g,白冰糖500 g,饴糖400 g,收膏。

2003 年 12 月 3 日。连续 3 年冬季服益气健脾补肾膏方制剂后,气血渐复,纳食如常,夜寐尚安,未见龈血,唯有夜寐做梦,苔薄黄,舌暗红,脉弦细。其认为连续 3 年冬季膏方服用甚平,症情稳定,今冬续求膏滋调治,综前疗效,故再以益气温肾健脾法以固本培元善之。

处方:生晒参(另煎)200 g,炒党参 300 g,炙黄芪 250 g,当归身 150 g,焦白术 200 g,炒白芍 200 g,生地黄 200 g,炒熟地黄 150 g,何首乌 200 g,桑葚 150 g,菟丝子 250 g,枸杞子 150 g,沙苑子 150 g,肉苁蓉 150 g,巴戟天 150 g,淫羊藿 150 g,补骨脂 120 g,女贞子 150 g,墨旱莲 150 g,仙茅 120 g,茯苓 150 g,山茱萸 150 g,山药 350 g,黄精 150 g,狗脊 200 g,怀牛膝 150 g,仙鹤草 300 g,槐米 150 g,杜仲 150 g,续断 150 g,五味子 150 g,覆盆子 150 g,鸡血藤 250 g,茜草 200 g,楮实子 150 g,五加皮 150 g,草薢 150 g,小蓟 200 g,炒黄柏 100 g,夜交藤 300 g,酸枣仁 150 g,玉竹 120 g,焦山楂 200 g,炒谷芽 150 g,炒荆芥 150 g,贯众 100 g,炙甘草 100 g,大枣 150 g,砂仁(后下)20 g,炙龟板(先煎)200 g,炙鳖甲(先煎)150 g,湘莲肉 300 g,核桃肉(粉入)400 g,阿胶(烊入)400 g,白冰糖 500 g,饴糖 400 g,收膏。

[按语] 此例慢性迁延性再生障碍性贫血,初诊时骨髓三系细胞均减少,有头晕,此为肾脉空虚,精髓不足,气血生化乏源,故予大剂温肾健脾,益气养血之品而资化生之本,如八珍汤、左归、右归丸之属;时有齿龈,此为血中伏热而动血之症,故配以茜草、玄参、丹皮、藕节炭、槐米、贯众炭等直入血分而凉血止血;另湿与热结,易致血分燔动,病情反复,酌加清热利湿之品以清余邪:如连翘、焦栀子、白茅根、草薢、小蓟等。二诊时骨髓三系细胞基本正常,齿龈已除,余邪基本清除,病情趋于稳定,故去清热利湿、凉血止血之品,如连翘、焦栀子、藕节炭、白茅根、玄参、牡丹皮、蒲公英等,温肾健脾之力如熟地黄、山药、补骨脂、菟丝子、鹿角片等亦稍稍减之,缓以图治;晨起口苦,夜寐不宁,仍予五加皮、草薢、小蓟、炒黄柏少量以清热利湿,加酸枣仁以合前方夜交藤养血安神。三诊时气血渐复,唯余夜寐多梦,适值经水断 2 年,肾阴不足重于肾阳不足,故去鹿角片,生地黄加量,另予玉竹加强养阴之功。

案 2. 重型再生障碍性贫血案

梁某,男,4 岁。初诊时间:2001 年 11 月 20 日。1999 年 7 月确诊重型再生障碍性贫血。1999 年 7 月 29 日,骨髓穿刺病理示有核细胞增生不良,曾服用司坦唑醇片等治疗,2000 年 8 月 18 日骨髓穿刺检查,报告示骨髓有核细胞增生大致正常,巨核细胞及血小板少见。今年 4 月 1 日来求诊,服用温脾补肾复方至今。2001 年 10 月 30 日血常规示白细胞 8.7×10⁹/L,血红蛋白131 g/L,血小板 146×10⁹/L,服司坦唑醇片 2 mg,隔日 1 次;葡醛内酯 0.1 g,每日 3 次,血常规指标明显升高,饮食神色如常,夜寐安宁,今至冬令调治仍以虚劳肝肾虚损治,以益气健脾补肾制成膏剂,缓以调之。

处方:生晒参(另煎)150 g,太子参 200 g,炒党参 200 g,茯苓 150 g,焦白术 150 g,炒白芍 150 g,菟丝子 200 g,沙苑子 150 g,炙黄芪 200 g,当归 100 g,生地黄 150 g,炒熟地黄 150 g,砂仁(后下)25 g,肉苁蓉 150 g,小蓟 200 g,淫羊藿 120 g,大蓟 200 g,葛根 300 g,栀子 150 g,仙鹤草 200 g,茜草 150 g,谷芽 150 g,补骨脂 150 g,山茱萸 150 g,山药 250 g,焦山楂 150 g,五味子 100 g,覆盆子 120 g,巴戟天 120 g,炒荆芥 150 g,蒲公英 200 g,贯众 120 g,连翘 120 g,何首乌 150 g,怀牛膝 150 g,狗脊 150 g,生薏苡仁 250 g,黄精 150 g,桑葚 150 g,鸡血藤 150 g,女贞子 150 g,墨旱莲 150 g,莲子肉 250 g,大枣 150 g,炙龟板(先煎)200 g,鹿角片(先煎)150 g,胡麻仁(粉入)300 g,紫河车(粉入)150 g,阿胶(烊入)350 g,白冰糖 500 g,饴糖 350 g,收膏。

2002 年 10 月 26 日。2001 年冬天服益气健脾补肾膏剂,2002 年 9 月 24 日血常规示白细胞 9.5×10⁹/L,血红蛋白 122 g/L,血小板 9.4×10⁹/L。服司坦唑醇片 0.5 mg,隔日 1 次;葡醛内酯0.1 g,每日 3 次;维生素 C 0.1 g,每日 3 次,肌衄未见,偶有皮肤外伤性瘀斑,饮食与夜寐如常,苔薄白,舌光暗,脉细平和。虚劳恢复期,值此冬令,再拟益气健脾补肾之剂。续服 2001 年膏方 1 剂。

2003 年 11 月 11 日。近 2 年服益气健脾补肾膏剂,经中西药物治疗至今血常规指标已缓解水平,饮食夜寐如常,血常规指标稳定,此值冬令,再以益气健脾补肾法巩固。

处方:生晒参(另煎)150 g,太子参 200 g,炒党参 200 g,茯苓 150 g,焦白术 150 g,炒白芍 150 g,菟丝子 200 g,沙苑子 150 g,炙黄芪 200 g,当归 100 g,生地黄150 g,炒熟地黄 150 g,砂仁(后下)25 g,肉苁蓉 150 g,小蓟 200 g,淫羊藿 120 g,补骨脂 100 g,枸杞子 150 g,仙鹤草 200 g,茜草 150 g,大枣 150 g,山茱萸 150 g,山药 250 g,五味子 120 g,覆盆子 120 g,焦山楂 150 g,巴戟天120 g,炒荆芥 150 g,蒲公英 200 g,贯众 120 g,连翘 120 g,何首乌 150 g,怀牛膝 150 g,狗脊 150 g,黄精 200 g,桑葚 150 g,生薏苡仁 250 g,鸡血藤 150 g,女贞子 150 g,墨旱

莲 150 g,大枣 150 g,葛根 300 g,炙甘草 120 g,陈皮 120 g,炒谷芽 150 g,莲子肉 250 g,炙龟板(先煎)200 g,鹿角片(先煎)150 g,紫河车(粉入)150 g,胡麻仁(粉入)300 g,阿胶(烊入)350 g,白冰糖 500 g,饴糖 350 g,收膏。

2005 年 11 月 5 日。1999 年确诊重型再生障碍性贫血,2001 年 4 月就诊至今,平时服汤剂,冬令服膏方制剂。2005 年 11 月 3 日复查肝肾功能正常,血糖正常。血常规示白细胞 8.6×10^9/L,血红蛋白 135 g/L,血小板 139×10^9/L。牙齿生长慢,牙齿短小,舌淡红,脉细,肝脾未及,外阴器发育早,阴毛生长,腋毛不多,语音未改变,身高 150 cm,行步胆怯,不长胡须。其第二性征过早出现与既往用过蛋白同化素有关。

本例血常规指标已完全恢复正常,切忌西药雄性激素。今冬再以益气健脾滋养肝肾法以巩固其效。

处方:生晒参(另煎)200 g,太子参 200 g,炒党参 150 g,炙黄芪 150 g,焦白术 150 g,茯苓 120 g,炒白芍 120 g,菟丝子 150 g,沙苑子 120 g,当归 100 g,生地黄 150 g,炒熟地黄 150 g,五味子 100 g,枸杞子 100 g,补骨脂 110 g,覆盆子 100 g,砂仁 25 g,肉苁蓉 100 g,淫羊藿 110 g,小蓟 150 g,茜草 150 g,仙鹤草 250 g,山药 250 g,山茱萸 200 g,益智仁 110 g,巴戟天 100 g,焦山楂 150 g,炒荆芥 110 g,连翘 110 g,贯众 90 g,黄精 200 g,狗脊 150 g,怀牛膝 120 g,桑葚 150 g,鸡血藤 200 g,何首乌 150 g,女贞子 150 g,墨旱莲 150 g,生薏苡仁 200 g,炒谷芽 200 g,炒麦芽 200 g,炙甘草 100 g,陈皮 150 g,大枣 150 g,莲子肉 250 g,炙龟板 200 g(先煎),鹿角片(先煎)120 g,胡麻仁(粉入)300 g,紫河车(粉入)150 g,阿胶(烊入)350 g,白冰糖 500 g,饴糖 350 g,收膏。

[按语] 本案重型再生障碍性贫血案,经中西药物积极治疗血常规指标已达到缓解水平,为巩固性治疗,平时坚持服汤药调治,正常读书。几年来每入冬季,家长携子索膏方调理,其父母认识到,平常同用益气健脾补肾等方药治疗,其效莫如膏方中加入诸多人参、鹿角、紫河车、阿胶等名贵中药,以及膏方的精细调制功效,可使病情更稳定,少生其他疾病。

案 3. 慢性再生障碍性贫血肌衄案一

杨某,男,13 岁,初诊日期:2001 年 11 月 17 日。1997 年 8 月感冒后,面色苍白,于 11 月在上海市某医院骨髓穿刺检查,诊断造血功能再生低下,同年 12 月 27 日来我专科诊治,属慢性再生障碍性贫血。目前血红蛋白在 100 g/L 以上，唯白细胞、血小板偏低，经数年悉心调治，紫癜已少，体重增加，正常参加学习生活，苔薄白，舌暗红，脉细。此属肝肾两虚之虚劳，值此冬令，再进益气养血滋补肝肾之剂缓以调治。

处方：生晒参（另煎）300 g，太子参300 g，炙黄芪300 g，当归身150 g，女贞子150 g，墨旱莲150 g，生地黄200 g，炒熟地黄200 g，山药300 g，淫羊藿150 g，补骨脂150 g，黄精200 g，枸杞子200 g，鸡血藤300 g，茜草250 g，仙鹤草300 g，肉苁蓉200 g，茯苓150 g，巴戟天200 g，菟丝子300 g，沙苑子200 g，山茱萸150 g，五味子150 g，怀牛膝150 g，何首乌200 g，炙龟板（先煎）200 g，炙鳖甲（先煎）200 g，鹿角片（先煎）150 g，槐米200 g，牡丹皮150 g，泽泻150 g，狗脊200 g，炒白术150 g，炒白芍150 g，连翘150 g，桑寄生150 g，桑葚200 g，楮实子150 g，五加皮150 g，贯众150 g，蒲公英300 g，炒蒲黄（包煎）150 g，炙甘草150 g，覆盆子150 g，炒谷芽200 g，焦山楂150 g，砂仁（后下）30 g，大枣200 g，莲子肉300 g，核桃肉（粉入）400 g，紫河车（粉入）250 g，阿胶（烊入）400 g，白冰糖500 g，饴糖350 g，收膏。

2006 年 11 月 18 日。1997 年诊断再生障碍性贫血，初用中药及雄激素治疗，后停用雄激素。血常规指标达到缓解标准，近两年来 B 超示肝血管瘤及脂肪肝，胆、胰、脾及两肾未见异常。平时正常上学，血常规示白细胞 $3.5×10^9$/L，血红蛋白 128 g/L，红细胞 $3.7×10^{12}$/L，血小板 $54×10^9$/L，夜寐改善，未见衄血，苔薄黄，舌暗红，脉细。经滋养肝肾、养血宁络调治，其肝内血管瘤已明显缩小，值此冬令再拟原法缓以调之。

处方：生晒参（另煎）300 g，太子参150 g，炙黄芪250 g，当归身120 g，焦白术120 g，炒白芍120 g，生地黄200 g，炒熟地黄150 g，茯苓150 g，女贞子120 g，墨旱莲150 g，黄精150 g，枸杞子120 g，鸡血藤250 g，茜草200 g，仙鹤草300 g，炒蒲黄（包煎）150 g，槐米200 g，海藻120 g，小蓟200 g，藕节炭200 g，大枣150 g，淫羊藿150 g，补骨脂110 g，菟丝子200 g，肉苁蓉200 g，山茱萸120 g，山药200 g，莲子肉200 g，沙苑子150 g，连翘120 g，茵陈120 g，决明子200 g，玉竹150 g，焦栀子120 g，桑葚150 g，五味子100 g，桑寄生120 g，覆盆子110 g，楮实子150 g，狗脊150 g，怀牛膝120 g，夜交藤300 g，鹿衔草200 g，鹿角片（先煎）200 g，炙龟板（先煎）200 g，阿胶（烊入）400 g，胡麻仁（粉入）300 g，核桃肉（粉入）400 g，紫河车（粉入）150 g，白冰糖500 g，饴糖350 g，收膏。

2007 年 11 月 26 日。经两年的益气养血，调益肝肾法治疗，病情稳定，无肌衄。现在大学学习,饮食、夜寐如常,血常规指标稳定。11月24日血常规白细胞 $3.7×10^9/L$,血红蛋白 133 g/L,红细胞 $3.04×10^{12}/L$,血小板 $78×10^9/L$。苔薄白,舌略暗红,脉细。滋养肝肾,养血守络法。

处方:生晒参(另煎)300 g,太子参150 g,炙黄芪200 g,当归身110 g,焦白术150 g,炒白芍120 g,生地黄200 g,熟地黄150 g,茯苓150 g,炙甘草110 g,陈皮110 g,制半夏120 g,砂仁25 g,女贞子120 g,墨旱莲150 g,黄精150 g,枸杞子120 g,茜草200 g,小蓟200 g,桑葚150 g,仙鹤草300 g,炒蒲黄150 g,槐米200 g,藕节炭200 g,大枣150 g,淫羊藿300 g,菟丝子200 g,补骨脂110 g,肉苁蓉120 g,山茱萸120 g,山药300 g,沙苑子120 g,莲子肉200 g,楮实子150 g,五味子110 g,连翘110 g,茵陈120 g,焦栀子120 g,漏芦120 g,怀牛膝120 g,桑寄生120 g,山楂炭150 g,狗脊150 g,夜交藤250 g,炙龟板(先煎)200 g,紫河车(粉入)120 g,鹿角片(先煎)200 g,胡麻仁(粉入)200 g,核桃肉(粉入)400 g,阿胶(烊入)400 g,收膏。

案4. 慢性再生障碍性贫血肌衄案二

袁某,男,14岁,初诊日期:2001年11月27日。1997年初因四肢广泛紫癜,于4月9日住院骨髓穿刺检查诊断为再生障碍性贫血,6月21日血常规示白细胞 $2.5×10^9/L$,血红蛋白 77 g/L,血小板 $11×10^{19}/L$,低热起伏,心动过速,周身散在紫癜,下肢尤多,经用益气养血,补益肝肾之剂,结合小剂量美雄酮等治疗,衄血低热相继消失,全血细胞上升,现已上学3年,目前雄性激素已停用,服左归丸及温补脾肾剂。2011年11月24日血常规白细胞 $2.4×10^9/L$,血红蛋白 114 g/L,血小板 $110×10^9/L$,已无衄血证,但平时常易外感鼻塞或感冒后咳嗽。此为虚弱气血恢复期,卫外之力不足,拟益气养血,滋养肝肾之剂缓以调治。

处方:生晒参(另煎)250 g,炙黄芪300 g,太子参300 g,焦白术200 g,炒白芍150 g,黄精250 g,枸杞子200 g,女贞子150 g,墨旱莲200 g,水牛角片(先煎)150 g,玄参150 g,炒黄柏150 g,炒荆芥150 g,蒲公英300 g,连翘200 g,怀牛膝150 g,小蓟300 g,仙鹤草300 g,茜草200 g,侧柏叶150 g,炙甘草150 g,牡丹皮150 g,生地黄250 g,炒熟地黄250 g,何首乌200 g,山茱萸150 g,巴戟天200 g,菟丝子300 g,沙苑子200 g,淫羊藿200 g,肉苁蓉200 g,鸡血藤300 g,茯苓150 g,山药350 g,泽泻150 g,大枣150 g,补骨脂150 g,五味子150 g,覆盆子150 g,桑葚200 g,草薢150 g,炒蒲黄(包煎)150 g,槐米200 g,焦山楂200 g,贯

众150 g,丹参150 g,五加皮150 g,砂仁(后下)30 g,谷芽150 g,麦芽150 g,狗脊200 g,芡实200 g,莲子肉350 g,炙鳖甲(先煎)200 g,炙龟板(先煎)200 g,鹿角片(先煎)200 g,核桃肉(粉入)400 g,胡麻仁(粉入)400 g,阿胶(烊入)400 g,紫河车(粉入)200 g,白冰糖500 g,饴糖500 g,收膏。

2002年12月5日。再生障碍性贫血,5年来经中西药治疗至今血常规指标达到缓解标准,并服中药巩固治疗,但平时易受外感,咽痛或鼻塞,未见肌衄,脉弦细,舌红,苔薄。以左归丸为主制大其剂,滋养脾肾缓以调治。守去岁方药膏滋。

处方:生晒参(另煎)250 g,炙黄芪300 g,太子参300 g,焦白术200 g,炒白芍150 g,黄精250 g,枸杞子200 g,女贞子150 g,墨旱莲200 g,水牛角片150 g,玄参150 g,炒黄柏150 g,炒荆芥150 g,蒲公英300 g,连翘200 g,怀牛膝150 g,小蓟300 g,仙鹤草300 g,茜草200 g,侧柏叶150 g,炙甘草150 g,牡丹皮150 g,生地黄250 g,炒熟地黄250 g,何首乌200 g,山茱萸150 g,巴戟天200 g,菟丝子300 g,沙苑子200 g,淫羊藿200 g,肉苁蓉200 g,鸡血藤300 g,茯苓150 g,山药350 g,泽泻150 g,大枣150 g,补骨脂150 g,五味子150 g,覆盆子150 g,桑葚200 g,萆薢150 g,炒蒲黄(包煎)150 g,槐米200 g,焦山楂200 g,贯众150 g,丹参150 g,五加皮150 g,砂仁(后下)30 g,谷芽150 g,麦芽150 g,狗脊200 g,芡实200 g,莲子肉350 g,炙鳖甲(先煎)200 g,炙龟板(先煎)200 g,鹿角片(先煎)200 g,核桃肉(粉入)400 g,胡麻仁(粉入)400 g,阿胶(烊入)400 g,紫河车(粉入)200 g,白冰糖500 g,饴糖500 g,收膏。

2003年12月20日。现血常规指标已达到完全缓解水平,偶有外感咽炎咳嗽,未再发生衄血,正常参加学习。脉细,舌淡红,苔薄白。此属再生障碍性贫血恢复期,拟益气健脾补肾。

处方:生晒参(另煎)250 g,太子参300 g,炙黄芪300 g,焦白术200 g,炒白芍150 g,黄精250 g,枸杞子200 g,女贞子150 g,墨旱莲200 g,玄参150 g,炒黄柏150 g,炒荆芥150 g,蒲公英300 g,连翘200 g,怀牛膝150 g,小蓟200 g,仙鹤草300 g,茜草200 g,侧柏叶150 g,炙甘草150 g,牡丹皮150 g,生地黄250 g,炒熟地黄250 g,何首乌200 g,山茱萸150 g,巴戟天200 g,菟丝子300 g,沙苑子200 g,淫羊藿200 g,肉苁蓉200 g,鸡血藤300 g,鹿角片(先煎)200 g,茯苓150 g,山药350 g,泽泻150 g,大枣150 g,补骨脂150 g,五味子150 g,覆盆子150 g,桑葚200 g,炒蒲黄(包煎)150 g,槐米200 g,炙龟板(先煎)200 g,炙鳖甲

（先煎）200 g，丹参150 g，焦山楂200 g，贯众150 g，砂仁（后下）30 g，五加皮150 g，狗脊200 g，萆薢150 g，谷芽200 g，麦芽200 g，芡实200 g，葛根300 g，生薏苡仁200 g，胡麻仁（粉入）400 g，莲子肉350 g，阿胶（烊入）400 g，紫河车（粉入）120 g，核桃肉（粉入）400 g，白冰糖500 g，饴糖500 g，收膏。

案5. 慢性再生障碍性贫血鼻衄案

陆某，男，15岁，初诊日期：2006年11月18日。再生障碍性贫血，衄血常现。经中西医药物治疗至今，血红蛋白、白细胞及血小板达到基本缓解水平，但白细胞、血小板仍在偏低水平。近年来，西药已基本停药，而以健脾补肾之汤剂调理，鼻衄已渐减少，身高发育如常人，正常生活学习。脉细，苔薄白，舌淡红。拟温补脾肾凉血。

处方：生晒参（另煎）200 g，太子参150 g，炙黄芪250 g，当归身150 g，焦白术200 g，炒白芍150 g，茯苓120 g，炙甘草150 g，制半夏120 g，陈皮120 g，砂仁25 g，木香90 g，淫羊藿150 g，菟丝子200 g，仙茅120 g，沙苑子150 g，补骨脂120 g，五味子110 g，枸杞子150 g，覆盆子100 g，仙鹤草250 g，肉苁蓉120 g，生地黄200 g，炒熟地黄200 g，山茱萸120 g，山药250 g，黄精150 g，巴戟天120 g，桑葚150 g，女贞子120 g，墨旱莲150 g，小蓟200 g，槐米150 g，狗脊150 g，怀牛膝150 g，何首乌200 g，楮实子150 g，茜草150 g，连翘120 g，鸡血藤150 g，莲子肉250 g，胡麻仁（粉入）300 g，大枣150 g，板蓝根200 g，焦山楂200 g，鹿角片（先煎）200 g，炙龟板（先煎）200 g，炙鳖甲（先煎）150 g，阿胶（烊入）400 g，紫河车（粉入）200 g，白冰糖450 g，饴糖200 g，收膏。

2006年12月8日。目前血常规指标水平在明显进步，疗效理想，血红蛋白、白细胞及血小板数处于进步状态。近年发热、鼻衄症状明显减少，纳食如常，身高增加，正常学习，夜寐尚安，脉细，舌淡红，苔薄白。累进温肾健脾益髓之剂，再以原法以利复原。

处方：生晒参（另煎）200 g，炒党参150 g，炙黄芪200 g，当归身120 g，焦白术150 g，炒白芍120 g，茯苓120 g，炙甘草110 g，制半夏120 g，陈皮110 g，砂仁25 g，木香90 g，淫羊藿120 g，菟丝子200 g，巴戟天120 g，沙苑子150 g，补骨脂110 g，五味子100 g，枸杞子150 g，覆盆子110 g，肉苁蓉120 g，生地黄200 g，炒熟地黄150 g，山茱萸120 g，山药200 g，仙鹤草250 g，茜草150 g，黄精150 g，桑葚150 g，墨旱莲120 g，小蓟200 g，槐米150 g，狗脊150 g，怀牛膝150 g，仙茅

110 g,楮实子 150 g,茵陈 120 g,连翘 110 g,板蓝根 150 g,鸡血藤 200 g,何首乌
150 g,大枣 150 g,莲子肉 250 g,山楂炭 150 g,炙龟板（先煎）200 g,炙鳖甲（先
煎）150 g,胡麻仁（粉入）300 g,胡桃肉（粉入）400 g,鹿角片（先煎）200 g,阿胶
（烊入）400 g,紫河车（粉入）220 g,白冰糖 450 g,饴糖 200 g,收膏。

　　2007 年 11 月 30 日。原有再生障碍性贫血史,按虚劳血虚证治疗,初以中
西药相结合治疗,血常规指标达到缓解水平。一直坚持服药,正常参加学习,
从未间断,唯白细胞与血小板数仍偏低,今年以来,外感发热已明显减少,饮食
与夜寐如常,身高发育正常,出血症状少见。脉细,苔薄白,舌淡红。平时运用
健脾温肾益髓之剂,症情稳定。

　　处方：生晒参（另煎）200 g,太子参 200 g,炙黄芪 200 g,当归身 110 g,焦白
术 150 g,炒白芍 150 g,茯苓 120 g,陈皮 120 g,制半夏 150 g,砂仁（后下）25 g,
木香 90 g,淫羊藿 150 g,菟丝子 200 g,肉苁蓉 120 g,补骨脂 120 g,五味子
100 g,枸杞子 150 g,覆盆子 100 g,沙苑子 120 g,仙鹤草 250 g,生地黄 200 g,炒
熟地黄 150 g,山茱萸 120 g,山药 200 g,黄精 150 g,巴戟天 120 g,桑葚 150 g,楮
实子 120 g,墨旱莲 150 g,小蓟 200 g,槐米 200 g,侧柏叶 150 g,狗脊 150 g,怀牛
膝 150 g,茜草 150 g,何首乌 200 g,莲子肉 250 g,板蓝根 150 g,山楂炭 150 g,大
枣 150 g,炙甘草 120 g,鹿衔草 200 g,胡麻仁（粉入）200 g,鹿角片（先煎）200 g,炙
龟板（先煎）200 g,炙鳖甲（先煎）150 g,阿胶（烊入）400 g,紫河车（粉入）150 g,白
冰糖 450 g,饴糖 200 g,收膏。

　　[按语] 再生障碍性贫血是由于多种病因引起骨髓造血组织显著萎缩,血
细胞生成全部减少而引起的一组综合征。基本特征是血液白细胞系、红细胞
系、血小板系三系细胞均减少,骨髓象多部位增生减低,非造血细胞增加,出现
贫血、感染、高热,严重而广泛的出血,可见皮肤黏膜等外部出血,且有内脏出
血,如消化道出血、泌尿生殖器出血、颅内出血、眼底出血。案 3、案 4 为慢性再
生障碍性贫血肌衄案,案 5 为慢性再生障碍性贫血鼻衄案,虽同病但出血部位
不相同,治疗除以益气养血,健脾温肾益髓法外,酌加连翘、茜草、生地黄、仙鹤
草、牡丹皮、槐米、侧柏叶等凉血止血之药,3 个案例临床实践疗效肯定,患者正
常生活读书。冬令膏方调补可增强体质,巩固疗效。

案 6. 慢性迁延性再生障碍性贫血案

　　吴某,男,8 岁,初诊日期：1997 年 12 月 12 日。1995 年 7 月 21 日因贫血

见血红蛋白94 g/L,血小板55×10⁹/L,结合骨髓涂片诊断为慢性迁延性再生障碍性贫血。经调整治疗方案进行中西医结合治疗。至2002年11月7日血常规示白细胞4.0×10⁹/L,血红蛋白121 g/L,血小板99×10⁹/L,又经巩固治疗,血常规指标仍然稳定,不再有肌衄出现,身高有增长,面色红润,精神活泼,饮食与睡眠均如常人,舌淡,苔薄白,脉细。治拟益气养血,补益脾肾,滋养肝阴。

处方:生晒参(另煎)250 g,炙黄芪300 g,炒党参300 g,当归身120 g,焦白术200 g,炒白芍150 g,炒荆芥150 g,炙甘草150 g,大枣150 g,黄精150 g,炙鸡内金150 g,补骨脂150 g,枸杞子200 g,菟丝子300 g,淫羊藿120 g,生地黄120 g,熟地黄120 g,山茱萸150 g,山药300 g,沙苑子150 g,仙鹤草300 g,连翘150 g,肉苁蓉200 g,桑寄生150 g,水牛角片(先煎)150 g,鹿角片(先煎)200 g,桑葚200 g,巴戟天150 g,小蓟200 g,墨旱莲200 g,莲子肉250 g,茯苓200 g,楮实子150 g,狗脊150 g,侧柏叶120 g,槐米200 g,石斛150 g,何首乌200 g,鸡血藤150 g,炒蒲黄(包煎)150 g,焦谷芽200 g,怀牛膝150 g,焦山楂200 g,生薏苡仁200 g,炙龟板(先煎)200 g,阿胶(先煎)250 g,紫河车(粉入)100 g,白冰糖400 g,饴糖200 g,收膏。

2001年12月3日。经五年运用补益脾肾法治疗虚劳、血虚后,血常规指标已完全恢复正常,达到再生障碍性贫血完全治愈标准。今年以来外感次数不多,正常参加学习生活,平时服左归丸调理。拟续膏滋方。

处方:生晒参(另煎)200 g,太子参300 g,炙黄芪300 g,当归身150 g,焦白术200 g,茯苓200 g,陈皮150 g,炙甘草150 g,蒲公英300 g,荆芥150 g,贯众150 g,玄参150 g,连翘200 g,仙鹤草300 g,生地黄200 g,炒熟地黄200 g,女贞子200 g,墨旱莲200 g,枸杞子200 g,菟丝子300 g,补骨脂150 g,五味子150 g,覆盆子200 g,桑螵蛸150 g,山茱萸200 g,山药350 g,泽泻150 g,沙苑子150 g,刺蒺藜150 g,黄精200 g,淫羊藿150 g,巴戟天200 g,肉苁蓉150 g,桑葚200 g,楮实子150 g,小蓟200 g,桑寄生200 g,五加皮150 g,狗脊250 g,怀牛膝150 g,炒白芍150 g,黄连30 g,煨木香90 g,葛根300 g,白扁豆(打)200 g,莲子肉250 g,生薏苡仁300 g,焦栀子300 g,炒谷芽300 g,砂仁(后下)30 g,槐米200 g,何首乌200 g,藕节炭250 g,大枣150 g,炙龟板(先煎)200 g,胡麻仁(粉入)400 g,阿胶(烊入)300 g,白冰糖400 g,饴糖200 g,收膏。

2002年11月18日。慢性迁延性再生障碍性贫血,现已完全达到再生障碍性贫血治愈标准且保持稳定。正常参加学习,偶尔发生外感发热,经治即瘥。身高增长,饮食如常,平时服左归丸治理,再以补益脾肾法调治。

处方:生晒参(另煎)200 g,太子参 200 g,炙黄芪 300 g,当归身 150 g,炒荆芥 150 g,蒲公英 300 g,贯众 150 g,玄参 150 g,焦白术 150 g,茯苓 150 g,陈皮 150 g,炙甘草 150 g,连翘 150 g,仙鹤草 300 g,生地黄 200 g,炒熟地黄 200 g,女贞子 150 g,墨旱莲 150 g,枸杞子 200 g,菟丝子 300 g,补骨脂 150 g,五味子 150 g,覆盆子 200 g,桑螵蛸 150 g,山茱萸 150 g,山药 350 g,泽泻 150 g,大枣 150 g,沙苑子 150 g,刺蒺藜 150 g,黄精 200 g,淫羊藿 150 g,巴戟天 200 g,肉苁蓉 150 g,桑葚 200 g,楮实子 150 g,小蓟 200 g,桑寄生 200 g,五加皮 150 g,狗脊 250 g,怀牛膝 150 g,炒白芍 150 g,黄连 25 g,木香 90 g,葛根 300 g,白扁豆(打)200 g,生薏苡仁 300 g,焦山楂 300 g,炒谷芽 300 g,砂仁(后下)30 g,槐米 200 g,藕节炭 250 g,何首乌 200 g,莲子肉 250 g,炙龟板(先煎)200 g,胡麻仁(粉入)400 g,阿胶(烊入)300 g,白冰糖 400 g,饴糖 200 g,收膏。

2005 年 12 月 11 日。1995 年确诊为慢性迁延性再生障碍性贫血,以温肾健脾联合西药治疗,达治愈标准,症情平稳。2005 年 10 月 28 日血常规示白细胞 $5.3×10^9/L$,血红蛋白 155 g/L,血小板 $163×10^9/L$,身高 173 cm,体重 55 kg。脉细,苔薄白。拟益气健脾补肾法巩固。

处方:生晒参(另煎)200 g,炒党参 200 g,炙黄芪 200 g,当归身 200 g,焦白术 150 g,炒白芍 150 g,炙甘草 120 g,茯苓 150 g,陈皮 120 g,大枣 150 g,黄精 200 g,淫羊藿 150 g,枸杞子 150 g,补骨脂 120 g,菟丝子 150 g,生地黄 200 g,炒熟地黄 150 g,山茱萸 120 g,沙苑子 150 g,山药 250 g,砂仁(后下)25 g,五味子 100 g,覆盆子 120 g,肉苁蓉 120 g,巴戟天 150 g,丹参 120 g,桑寄生 150 g,桑葚 150 g,仙鹤草 200 g,墨旱莲 150 g,小蓟 200 g,槐米 150 g,板蓝根 200 g,炒防风 150 g,连翘 120 g,制半夏 120 g,狗脊 150 g,怀牛膝 150 g,何首乌 200 g,楮实子 150 g,五加皮 150 g,侧柏叶 150 g,炙龟板(先煎)200 g,炙鳖甲(先煎)150 g,鹿角片(先煎)200 g,莲子肉 250 g,紫河车(粉入)100 g,胡麻仁(粉入)300 g,核桃肉(粉入)400 g,阿胶(烊入)400 g,白冰糖 400 g,饴糖 200 g,收膏。

2006 年 12 月 8 日。经中西药物调治至今,血常规指标稳定,已达治愈标准,学习正常,身高、体重发育良好。拟益气健脾补肾调理巩固。

处方:生晒参(另煎)200 g,太子参 150 g,炙黄芪 200 g,当归 110 g,焦白术 120 g,炒白芍 120 g,炙甘草 110 g,茯苓 120 g,陈皮 110 g,大枣 150 g,黄精 150 g,淫羊藿 150 g,枸杞子 150 g,菟丝子 150 g,补骨脂 110 g,生地黄 200 g,炒

熟地黄150 g,山茱萸 120 g,沙苑子 150 g,山药 200 g,五味子 100 g,覆盆子 120 g,肉苁蓉 120 g,巴戟天 110 g,砂仁(后下)25 g,丹参 120 g,桑寄生 120 g,桑葚150 g,墨旱莲 120 g,仙鹤草 250 g,板蓝根 200 g,小蓟 200 g,槐米 150 g,连翘 110 g,炒防风 120 g,制半夏 110 g,茜草 150 g,狗脊 150 g,怀牛膝 150 g,侧柏叶 120 g,楮实子 150 g,五加皮 150 g,炙龟板(先煎)200 g,鹿角片(先煎)200 g,炙鳖甲 150 g,莲子肉 250 g,紫河车(粉入)100 g,胡麻仁(粉入)300 g,核桃肉(粉入)400 g,阿胶(烊入)400 g,白冰糖 450 g,饴糖 250 g,收膏。

[按语]本例慢性迁延性再生障碍性贫血案,延续反复10余年,观察血常规指标及临床症状已达治愈标准,家长惧其生变复发,平时间断服中成药左归丸、六味地黄丸,每到冬季即服膏方调理以求巩固。

案 7. 血小板减少症案

陈某,女,56 岁,2003 年 11 月 5 日初诊。原有血小板减少症,病程 8 年以上,平时血小板计数在(30~40)×10^9/L 之间。劳累或感冒后或胃肠功能紊乱时,四肢则有紫斑出现。常觉胃脘不适,嗳气饱胀,泛恶心,厌食,矢气多,嘈杂,烧灼感。平素每易感冒,时有黄色带下。苔白腻,咽红,脉弦细。2003 年 B 超示胆囊炎。此为素体亏损,肝脾统藏失调,中焦营气升降失常,下焦湿热,肝胆相为表里,肝木伐胃则浊气上泛而诸症频频发作,阴血不守故肌衄自溢,拟治肝胆之湿热,调和胃气,养血宁络,消补兼施。

处方:西洋参(另煎)150 g,太子参 300 g,炒党参 150 g,蒲公英 300 g,板蓝根200 g,连翘 150 g,玄参 150 g,女贞子 150 g,墨旱莲 150 g,北沙参 250 g,柴胡 150 g,川楝子 150 g,炒白术 150 g,炒白芍 200 g,炙甘草 150 g,黄精 200 g,郁金 150 g,青皮 120 g,陈皮 120 g,炒黄芩 150 g,炒蒲黄(包煎)150 g,海金沙(包煎)150 g,金钱草 250 g,黄连 30 g,佛手片 150 g,清枇杷叶 250 g,炙枇杷叶 250 g,木香 100 g,炒枳壳 150 g,炒枳实 150 g,焦栀子 150 g,枸杞子 200 g,桑葚 150 g,茯苓 150 g,牡丹皮 150 g,何首乌 200 g,生地黄 150 g,泽泻 150 g,仙鹤草 250 g,贯众炭 150 g,槐米 200 g,土大黄 200 g,砂仁(后下)30 g,椿根皮 150 g,菟丝子 150 g,肉苁蓉 150 g,怀牛膝 200 g,桑寄生 150 g,豨莶草 150 g,狗脊 200 g,炒黄柏 150 g,萆薢 150 g,焦山楂 300 g,大枣 200 g,沙苑子 150 g,刺蒺藜 150 g,芡实 200 g,莲须 150 g,炙龟板(先煎)200 g,核桃肉(粉入)300 g,莲子肉 250 g,阿胶(烊入)300 g,白冰糖 500 g,饴糖 350 g,收膏。

2004 年 11 月 20 日。原有血小板减少症,数月来血小板计数在(40~50)×10^9/L 之间,肌衄已减少,经常感冒后胃脘不适,嗳气腹胀,大便干结。夜寐多梦,感冒后乏力时加重。入冬以来肢体手足怕冷,入夜口干内热,欲饮冷,常有带下色黄,舌暗红,苔薄白,脉弦细。此为肝胆与下焦湿热,阴虚内热,胃气失降,气滞肝胆湿热并病,阴血不能内守,拟疏肝理气,和胃化湿,调其肝脾。

处方:西洋参(另煎)150 g,太子参 200 g,炒党参 150 g,柴胡 150 g,板蓝根 150 g,蒲公英 200 g,连翘 120 g,炒黄芩 120 g,黄精 150 g,川楝子 120 g,青皮 120 g,陈皮 120 g,郁金 100 g,北沙参 200 g,茵陈 120 g,海金沙 120 g,金钱草 200 g,黄连 20 g,木香 60 g,砂仁(后下)20 g,焦白术 150 g,炒白芍 150 g,炒枳实 120 g,枸杞子 150 g,土大黄 150 g,槐米 150 g,焦栀子 120 g,生地黄 150 g,炒熟地黄 150 g,菟丝子 150 g,沙苑子 120 g,小蓟 150 g,椿根皮 120 g,肉苁蓉 120 g,淫羊藿 120 g,郁李仁 200 g,柏子仁 200 g,火麻仁 250 g,莲须 120 g,山药 250 g,夜交藤 300 g,合欢皮 150 g,墨旱莲 150 g,大枣 150 g,桑葚 150 g,清枇杷叶 200 g,炙枇杷叶 200 g,炙龟板(先煎)150 g,炙鳖甲(先煎)150 g,阿胶(烊入)400 g,胡桃肉(粉入)400 g,白冰糖 500 g,饴糖 350 g,收膏。

2005 年 11 月 26 日。原有血小板减少症,并有胆囊炎,平时血小板计数在 50×10^9/L 以下,感冒后则下降至 20×10^9/L 左右。上下肢体有散在瘀斑,不慎外伤时,易发生皮下瘀肿或有齿衄。每遇伤风感冒后,脘腹部易嗳气作胀,大便秘结,咽疼,咳嗽缠绵,形寒肢冷,肩背、肢体疼痛,脉小弦细,苔薄白,舌暗红。此为素体气虚卫外之力不足,肝肾失和,脾胃虚损。患者自述服膏方半年间病症明显改善,血小板数有明显提高,再拟滋养肝肾,宁络止血,固本培元法调理。

处方:生晒参(另煎)200 g,太子参 150 g,炙黄芪 200 g,当归身 110 g,焦白术 150 g,茯苓 120 g,炙甘草 110 g,枸杞子 150 g,黄精 200 g,生地黄 200 g,女贞子 120 g,墨旱莲 150 g,五味子 100 g,菟丝子 200 g,补骨脂 150 g,沙苑子 200 g,山药 250 g,山茱萸 120 g,泽泻 120 g,桑寄生 150 g,桑葚 150 g,槐米 200 g,侧柏叶 200 g,土大黄 200 g,小蓟 200 g,淫羊藿 150 g,巴戟天 120 g,何首乌 200 g,肉苁蓉 150 g,狗脊 150 g,天冬 150 g,北沙参 150 g,炒白芍 120 g,柴胡 120 g,炒枳壳 120 g,茵陈 120 g,萆薢 120 g,郁金 120 g,制香附 150 g,海金沙(包煎)150 g,海螵蛸 150 g,姜半夏 120 g,蒲公英 200 g,郁李仁 150 g,柏子仁 120 g,石斛 250 g,砂仁(后下)25 g,大枣 150 g,炙龟板(先煎)200 g,阿胶(烊入)400 g,白

冰糖450 g,饴糖250 g,收膏。

[按语] 本案血小板减少症病程迁延10余年,体质较差常易感冒,兼患胃脘痛、胆囊炎等,平时长期服汤药治疗,病情不再加重,血小板计数虽不高但出血不显。冬令服膏方时,其血小板计数可比平常升高(20~40)×10^9/L,体质提高,感冒减少,出血少见,脾胃、肝胆疾病少作,血小板计数呈逐年升高趋势。

案8. 特发性血小板减少性紫癜案一

王某,女,54岁。初诊日期:2006年11月22日。平时常易牙龈肿胀,易发齿衄。疲困乏力时则现腿部、足底寒冷感,腿及腰背酸或下肢出现紫癜。头部太阳穴处、耳后颈后淋巴结时有灼热及疼痛感,遇心情焦急时则头晕,心慌,无力,下肢软,后背部恶风,形寒,偶尔耳有堵塞感,或虚汗出现,尤各种气体闻之过敏不适。脉弦细,舌淡红,苔薄黄。此乃更年期肝脾统藏失调,肾阴阳两虚,阳虚则寒,阴虚则热,气不摄血则肌衄,虚火上浮伤络则衄血,拟益气养血,滋养肝肾,宁络止血。

处方:生晒参(另煎)200 g,太子参150 g,炙黄芪200 g,当归身100 g,焦白术120 g,炒白芍110 g,茯苓150 g,炙甘草100 g,陈皮110 g,北沙参150 g,黄连25 g,山楂炭150 g,砂仁(后下)25 g,海螵蛸150 g,枸杞子150 g,黄精150 g,女贞子120 g,墨旱莲150 g,菟丝子200 g,淫羊藿150 g,生地黄200 g,山药220 g,山茱萸120 g,炙龟板(先煎)150 g,天麻110 g,桑寄生120 g,怀牛膝150 g,小麦200 g,大枣150 g,合欢皮120 g,桑葚150 g,侧柏叶150 g,槐米120 g,柏子仁110 g,酸枣仁110 g,仙茅120 g,炒黄柏110 g,小蓟200 g,炒熟地黄150 g,夜交藤200 g,狗脊150 g,肉苁蓉120 g,补骨脂120 g,沙苑子120 g,炙鳖甲(先煎)150 g,鹿角霜150 g,核桃肉(粉入)400 g,阿胶(烊入)400 g,白冰糖450 g,饴糖200 g,收膏。

2007年11月23日。平时形寒怕风,对各种气体闻之易过敏,易牙龈虚浮,耳有堵塞感作鸣。劳累后易升火,下肢乏力,或肌衄或齿衄。头晕,两胁部偶尔胀疼,纳食不多,餐后胃脘气滞不舒,夜寐易惊醒,苔薄白,舌暗红,脉弦细。此为肺肾之阴不足,脾胃气虚,更年期后肝脾统藏失调,阳虚则寒,阴虚则热,气不摄血则肌衄,虚火上浮伤络则衄血,去年膏方服用期间诸症见改善,续拟益气养血,滋养肺肾,调其肝脾,宁络止血。

处方:生晒参(另煎)200 g,太子参150 g,炙黄芪200 g,当归身100 g,焦白术120 g,炒白芍 110 g,茯苓 150 g,炙甘草 100 g,陈皮 110 g,北沙参 150 g,黄连 25 g,山楂炭 150 g,砂仁(后下)20 g,海螵蛸 150 g,枸杞子 150 g,黄精 150 g,女贞子 120 g,墨旱莲 150 g,菟丝子 200 g,淫羊藿 150 g,生地黄 200 g,山药 220 g,山茱萸 120 g,天麻 110 g,桑寄生 120 g,怀牛膝 120 g,炒枳壳 120 g,小麦 200 g,大枣 150 g,桑葚 150 g,侧柏叶 150 g,槐米 120 g,柏子仁 110 g,酸枣仁 110 g,仙茅 120 g,肉苁蓉 120 g,炒黄柏 110 g,补骨脂 110 g,狗脊 150 g,沙苑子 120 g,合欢皮 120 g,夜交藤 200 g,炒熟地黄 150 g,炙龟板(先煎)150 g,炙鳖甲(先煎) 150 g,鹿角霜150 g,核桃肉(粉入)400 g,阿胶(烊入)400 g,收膏。

2008 年 11 月 30 日。平素畏寒怕冷,尤以颈肩背为甚,头晕,颈椎病半年来发作 2 次。口腔溃疡时作,牙龈肿胀伴出血,劳累后咽干,虚火易发,神疲劳倦,腰膝酸软,时有胁肋作痛隐隐,纳食不多,滞食、嗳气时作,苔薄白,舌质暗红,脉弦细。此为肺胃之阴不足,脾胃气虚,更年期后脾、肝、肾脏腑功能失调,去岁膏方调治切合,自觉诸症较之去年又有改善,故今冬再宗前法。

处方:生晒参(另煎)200 g,太子参150 g,炙黄芪200 g,当归身100 g,焦白术120 g,炒白芍 110 g,茯苓 150 g,炙甘草 100 g,陈皮 110 g,北沙参 150 g,黄连 25 g,山楂炭 150 g,砂仁(后下)20 g,海螵蛸 150 g,枸杞子 150 g,黄精 150 g,女贞子 120 g,墨旱莲 150 g,菟丝子 200 g,淫羊藿 150 g,生地黄 200 g,山药 220 g,山茱萸 120 g,天麻 110 g,桑寄生 120 g,怀牛膝 120 g,炒枳壳 120 g,小麦 200 g,大枣 150 g,桑葚 150 g,侧柏叶 150 g,槐米 120 g,柏子仁 110 g,酸枣仁 110 g,仙茅 120 g,肉苁蓉 120 g,合欢皮 120 g,炒熟地黄 150 g,补骨脂 110 g,狗脊 150 g,沙苑子 120 g,夜交藤 200 g,柴胡 90 g,郁金 150 g,虎杖 150 g,炒黄柏 110 g,鹿角霜 150 g,炙鳖甲(先煎)150 g,炙龟板(先煎)150 g,核桃肉(粉入)400 g,阿胶(烊入)400 g,收膏。

案 9. 特发性血小板减少性紫癜案二

张某,女,21 岁,初诊日期:2002 年 11 月 6 日。1992 年 11 月诊断为特发性血小板减少性紫癜,经中药为主治疗至1995 年 7 月血小板上升至$83×10^9$/L以上。8 年来血常规指标稳定,症状消失,完成学业,正常参加工作。1998 年冬以补益肝肾汤剂、左归丸内服,巩固治疗未再复发。去年冬天曾服补益肝肾之膏剂甚效,今年冬天再拟补肝肾,益气养血凉血。

处方:生晒参(另煎)250 g,炒党参300 g,炙黄芪200 g,炒白术200 g,当归身150g,炒荆芥150g,炒白芍150g,连翘200g,淫羊藿200g,菟丝子300g,女贞子150g,墨旱莲200g,黄精200g,山茱萸200g,干地黄200g,山药300g,枸杞子200g,茯苓150g,牡丹皮150g,巴戟天200g,仙鹤草300g,沙苑子300g,小蓟250g,大枣150g,焦栀子150g,侧柏叶150g,水牛角片(先煎)150g,何首乌200g,桑寄生200g,桑葚200g,泽泻200g,炙甘草150g,五味子150g,楮实子200g,茺蔚子200g,生薏苡仁200g,谷精草150g,补骨脂150g,车前子(包煎)150g,石斛300g,太子参300g,贯众200g,玄参200g,蒲公英300g,板蓝根250g,藕节炭200g,焦山楂200g,焦神曲200g,鹿角片(先煎)150g,炙龟板(先煎)200g,胡麻仁(粉入)300g,莲子肉300g,阿胶(烊入)400g,白冰糖500g,加饴糖350g,收膏。

2003年11月25日。血常规指标稳定,正常参加工作,身体状况良好,唯平时饮食量不多,月经超前5天左右,大便二三日一行,未见肌衄。平时仅服成药左归丸缓治。守前法。

处方:生晒参(另煎)250g,炒党参300g,炙黄芪300g,炒白术200g,当归身150g,炒荆芥120g,炒白芍150g,女贞子150g,墨旱莲200g,黄精200g,生地黄200g,山药300g,山茱萸200g,枸杞子200g,茯苓150g,牡丹皮150g,巴戟天200g,沙苑子250g,小蓟250g,仙鹤草300g,大枣150g,制香附150g,茺蔚子150g,焦栀子120g,侧柏叶150g,何首乌200g,桑寄生200g,桑葚200g,柴胡120g,泽兰120g,红花100g,泽泻150g,炙甘草120g,楮实子150g,补骨脂120g,炒枳实120g,柏子仁150g,肉苁蓉150g,菟丝子250g,玄参120g,玉竹150g,焦山楂150g,藕节炭150g,炒谷芽200g,白扁豆(打)200g,焦神曲150g,太子参250g,莲子肉300g,炙龟板(先煎)200g,鹿角片(先煎)150g,胡麻仁(粉入)300g,阿胶(烊入)400g,白冰糖500g,加饴糖350g,收膏。

2005年12月24日。现已达治愈标准。每年入冬以滋养肝肾,养血宁络止血膏方制剂调理,未再复发。唯面部常发痤疮,平时纳平,但大便秘结,甚则三四日一行,舌脉平平。再以肺经风热,阳明郁热证治,拟滋养肝肾,润肠通腑。

处方:生晒参(另煎)250g,太子参200g,炙黄芪200g,炒白术200g,炒白芍150g,当归100g,连翘120g,焦栀子120g,炒黄芩120g,炒枳实150g,女贞子120g,墨旱莲150g,黄精150g,菟丝子200g,山茱萸150g,生地黄200g,枸杞子150g,杭菊花100g,牡丹皮100g,茯苓150g,肉苁蓉150g,泽泻120g,山药250 g,小蓟250 g,侧柏叶200 g,火麻仁300 g,瓜蒌仁150 g,杏仁(后下)120 g,何首乌250 g,桑葚200 g,玉竹200 g,石斛250 g,焦山楂200 g,浙贝母150 g,炒防风150 g,白芷150 g,白附子40 g,忍冬藤200 g,桑寄生200 g,地肤子120 g,茺蔚子250 g,车前子(包煎)200 g,玄参120 g,生薏苡仁300 g,蒲公英250 g,板蓝根250 g,生甘草120 g,莲子肉400 g,炙龟板(先煎)200 g,胡麻仁(粉入)300 g,胡桃肉(粉入)400 g,阿胶(烊入)400 g,白冰糖500 g,饴糖350 g,收膏。

案10. 特发性血小板减少性紫癜案三

周某,女,51岁,初诊日期:2001年12月20日。1999年8月13日血小板52×10⁹/L,有皮肤紫癜少许,偶有齿衄,夜寐欠安,当时经常目糊,头痛,肤痒或烘热汗出,耳鸣,前服益气滋养肝肾之汤剂,紫癜已少。现面浮肿,夜寐欠安,偶尔胃脘嘈杂,纳食稍差,舌暗,苔薄黄,脉细。再以益气健脾和胃,滋养肝肾法调治。

处方:生晒参(另煎)200 g,西洋参(另煎)120 g,炙黄芪300 g,当归身150 g,女贞子150 g,墨旱莲200 g,何首乌200 g,淫羊藿150 g,桑葚200 g,仙茅150 g,炒白芍150 g,巴戟天200 g,续断150 g,知母150 g,炒黄柏120 g,枸杞子200 g,菟丝子300 g,山茱萸200 g,生地黄200 g,炒熟地黄200 g,五味子150 g,酸枣仁200 g,桑寄生200 g,夜交藤300 g,制香附150 g,小蓟200 g,槐米200 g,土大黄150 g,天麻150 g,仙鹤草300 g,刺蒺藜150 g,沙苑子200 g,狗脊200 g,萆薢150 g,焦白术150 g,黄精200 g,海螵蛸150 g,黄连20 g,清枇杷叶200 g,炙枇杷叶200 g,木香100 g,砂仁(后下)20 g,莲子肉350 g,山药400 g,鹿角片(先煎)200 g,炙龟板(先煎)200 g,葛根300 g,肉苁蓉150 g,补骨脂150 g,怀牛膝150 g,焦山楂200 g,大枣150 g,藿香(后下)150 g,白芷120 g,胡桃肉(粉入)350 g,胡麻仁(粉入)300 g,阿胶(烊入)400 g,白冰糖500 g,饴糖350 g,收膏。

2002年12月2日。诸症已减,偶有齿衄少许,阵热汗出、胃脘不适已除。苔薄黄,脉细。此为妇女更年之期,再拟益气健脾和胃,滋养肝肾。

处方:生晒参(另煎)200 g,西洋参(另煎)120 g,炙黄芪300 g,当归身150 g,女贞子150 g,墨旱莲200 g,何首乌200 g,淫羊藿150 g,桑葚200 g,仙茅150 g,炒白芍150 g,巴戟天200 g,续断150 g,知母150 g,炒黄柏120 g,枸杞子200 g,菟丝子300 g,山茱萸200 g,生地黄200 g,炒熟地黄200 g,五味子150 g,

酸枣仁 200 g,桑寄生 200 g,夜交藤 300 g,制香附 150 g,小蓟 200 g,槐米 200 g,土大黄 150 g,天麻 150 g,仙鹤草 300 g,刺蒺藜 150 g,沙苑子 200 g,狗脊 200 g,萆薢 150 g,焦白术 150 g,黄精 200 g,砂仁(后下)20 g,莲子肉 350 g,山药 400 g,鹿角片(先煎)200 g,炙龟板(先煎)200 g,葛根 300 g,肉苁蓉 150 g,补骨脂 150 g,怀牛膝 150 g,焦山楂 200 g,生薏苡仁 200 g,牡丹皮 90 g,泽泻 120 g,合欢皮 150 g,大枣 150 g,胡桃肉(粉入)350 g,胡麻仁(粉入)300 g,阿胶(烊入)400 g,白冰糖500 g,饴糖 350 g,收膏。

[按语]特发性血小板减少性紫癜(简称ITP)是一种原因尚未阐明的免疫性血小板减少,临床可分为急性和慢性两种类型,特点是单纯性血小板减少,出血倾向和骨髓中巨核细胞增多。急性特发性血小板减少性紫癜主要发生在婴幼儿,特别是 2~6 岁小儿,发病前多数患者有感染史,特别是病毒感染。慢性特发性血小板减少性紫癜则成人多见。发病年龄 20~50 岁,女性多于男性,其发病机制迄今尚未完全阐明,多数认为本病是免疫性疾病,免疫失衡在特发性血小板减少性紫癜的发病机制中可能起重要作用,血小板抗体可使血小板破坏增多,还可抑制巨核细胞成熟产生血小板。主要症状为皮肤和黏膜出血,皮肤有散在细小的出血点,或瘀斑,常有鼻衄、口腔黏膜出血、牙衄、舌衄,女性月经过多,少数有脾肿大,出血严重者可以发生贫血。根据其临床表现,国内多数学者认为属于中医学中的"血症""葡萄疫""紫癜风""内伤发斑"范畴。其病机为外邪入侵,蕴生瘀热,耗伤营血,积于肌肤腠理之间,迫血伤络,"阳络伤则血外溢,阴络伤则血内溢"。止血、消瘀、宁血、补虚四法为特发性血小板减少性紫癜的施治法则。案8、案9、案10 三例特发性血小板减少性紫癜案,均以血小板减少、出血、紫癜为临床表现,平时都以中药汤剂治疗,法拟益气养血,滋养肝肾,宁络凉血止血,均取得理想的疗效。自初尝膏方疗效后,每至冬季,主动要求膏方调理,巩固疗效,以资体质。如案9,初发时病情凶险,经中西药治疗后血常规指标稳定,症状消失,完成学业,正常参加工作,数年来冬令就服膏方调理资助体质,身体状况良好,已结婚生子,康复不服药。

案 11. 白细胞减少症案

方某,女,18 岁,初诊日期:2005 年 11 月 26 日。7 岁时曾患化脓性脑膜炎。后因胸腔积液行手术发现胸腔乳糜积液,接受大剂量青霉素治疗。2003 年 6 月因白细胞低下,行骨髓穿刺示粒细胞系统增生低下。经常胸闷气短,感冒咳嗽已少,偶有两手苍白肤冷。血常规示白细胞$(1.5\sim2.3)\times10^9/L$,血红蛋白 134 g/L,血小板 $111\times10^9/L$。身高增长至 158 cm,体重 39 kg。舌暗红,苔薄白,脉虚弦。肺、脾、肾三脏皆虚,治拟益气养肺,温补脾肾法调治。

处方:生晒参(另煎)200 g,炒党参200 g,炙黄芪200 g,当归身120 g,焦白术150 g,桑白皮 150 g,炙紫菀 120 g,炙百部 110 g,光杏仁(后下)120 g,葶苈子100 g,牛蒡子110 g,桔梗 110 g,炙甘草 110 g,丹参 120 g,炒白芍 150 g,玄参120 g,生地黄200 g,炒熟地黄150 g,天冬150 g,麦冬120 g,北沙参120 g,野荞麦根200 g,黄精150 g,枸杞子150 g,菟丝子150 g,淫羊藿150 g,补骨脂120 g,五味子100 g,覆盆子 120 g,肉苁蓉 120 g,鸡血藤 200 g,茜草 200 g,仙鹤草200 g,益母草200 g,莲子肉300 g,山药300 g,竹沥半夏150 g,茯苓150 g,泽泻120 g,山茱萸120 g,巴戟天 150 g,炙龟板(先煎)200 g,川贝母粉(另入)120 g,鹿角片(先煎)200 g,大枣 150 g,焦山楂 200 g,狗脊 150 g,五加皮 150 g,砂仁(后下)25 g,阿胶(烊入)350 g,紫河车(粉入)100 g,胡麻仁(粉入)250 g,白冰糖400 g,饴糖200 g,收膏。

2007 年 12 月 15 日。现前血红蛋白、血小板均较前增高,唯白细胞仍然低下,易疲劳乏力,或形寒,夜眠欠安,偶尔胸膺不适。舌淡红,苔薄白,脉弦细。此为肺气虚,脾肾虚损,去岁膏方调治甚平,拟益气养血,养肺补脾肾法调治。

处方:生晒参(另煎)200 g,炒党参200 g,太子参150 g,炙黄芪200 g,当归身120 g,焦白术 150 g,炒白芍 120 g,茯苓 150 g,陈皮 120 g,炙甘草 100 g,桑白皮 150 g,炙紫菀 120 g,炙百部 100 g,光杏仁(后下)100 g,生薏苡仁 200 g,野百合 120 g,桔梗 120 g,丹参 120 g,炒黄芩 120 g,天冬 150 g,北沙参 150 g,葶苈子100 g,北沙参 150 g,麦冬 120 g,生地黄 200 g,炒熟地黄 150 g,野荞麦根 250 g,黄精150 g,枸杞子 150 g,菟丝子 150 g,淫羊藿 150 g,补骨脂 120 g,五味子100 g,覆盆子 120 g,肉苁蓉 120 g,茜草 200 g,仙鹤草 250 g,益母草 250 g,鸡血藤 200 g,莲子肉 250 g,山药 250 g,山茱萸 120 g,巴戟天 150 g,炙龟板(先煎)200 g,鹿角片(先煎)200 g,阿胶(烊入)400 g,川贝母(粉入)120 g,紫河车(粉入)100 g,胡桃肉(粉入)400 g,胡麻仁(粉入)250 g,白冰糖 400 g,饴糖 200 g,收膏。

[按语] 白细胞减少可继发于药物反应,或化学药物中毒,电离辐射,感染性疾病(伤寒、病毒感染、败血症等)。脾功能亢进、免疫性疾病(红斑性狼疮等)。慢性白细胞减少症的病因及发病机制较为复杂。白细胞减少症之病根

据其临床见症,可归属于"虚损""眩晕"的范畴。本案可能与其幼年时患化脓性脑膜炎,又与胸腔乳糜积液治疗使用大剂量青霉素相关,病后失调,劳损内伤,导致肺脾肾亏虚,气血不足,拟益气养肺,温补脾肾法之膏方调治,较平时汤药增加了生晒参、炙龟板、鹿角片、阿胶、紫河车等大补气血、血肉有情之品后,症情改善,上半年白细胞$(4.0\sim5.3)\times10^9$/L可稳定其间,少有感冒,有利于今后的治疗。

案 12. 慢性粒细胞白血病案

仇某,女,46 岁,初诊日期:2001 年 12 月 20 日。1997 年 1 月 8 日血常规示白细胞 87×10^9/L,脾大,肋下二指。1 月 9 日骨髓穿刺诊断慢性粒细胞白血病,经干扰素、自拟清肝化瘀汤[龙胆草、炒黄芩、焦山栀子、川黄连、制大黄、大青叶、青黛(后冲)、车前子、泽泻、赤芍、丹参、三棱、莪术、白花蛇舌草、泽兰叶等]治疗至今,肝脾触诊正常,体重增加。血常规示白细胞 12.3×10^9/L,中性粒细胞 66.3%,红细胞 4.1×10^{12}/L,血红蛋白 143 g/L,血小板 302×10^9/L。时有咽痛感冒,腰酸乏力,口唇色红易生热疮,或有痔疮发作而痛,脉小弦细,舌暗红,苔薄白。此为癥积阴虚火旺,下焦虚热,再拟清肝化瘀,滋阴降火,行瘀散结,润燥生津。

处方:西洋参(另煎)200 g,太子参300 g,丹参150 g,女贞子150 g,墨旱莲200 g,黄精200 g,刺蒺藜200 g,牡丹皮150 g,钩藤300 g,玄参200 g,赤芍150 g,炒白芍150 g,焦栀子150 g,知母150 g,天麻150 g,炒黄芩150 g,天冬150 g,麦冬150 g,地骨皮200 g,怀牛膝200 g,石斛300 g,贯众150 g,山豆根100 g,大青叶250 g,半枝莲200 g,急性子150 g,冰球子150 g,莪术200 g,淡竹叶120 g,土鳖虫200 g,徐长卿150 g,桑寄生200 g,狗脊200 g,墓头回200 g,补骨脂150 g,桃仁200 g,制香附200 g,芜蔚子200 g,玉竹150 g,葛根300 g,泽兰200 g,枸杞子200 g,桑葚150 g,豨莶草150 g,炙龟板(先煎)200 g,炙鳖甲(先煎)200 g,焦山楂200 g,焦白术150 g,草薢150 g,炒枳实150 g,连翘150 g,青黛(后下)50 g,沙苑子150 g,生薏苡仁400 g,干荷叶200 g,何首乌200 g,山药400 g,胡麻仁(粉入)400 g,阿胶(烊入)400 g,白冰糖400 g,饴糖200 g,收膏。

2002 年 12 月 2 日。肝脾不大,体重增加,白细胞 6.5×10^9/L,血红蛋白130 g/L,红细胞 3.6×10^{12}/L,血小板 245×10^9/L,白细胞分类正常范围。2002年以来感冒发热已明显减轻。舌暗红,苔薄白,脉小弦细。此为癥积处于慢性期,仍用清肝化瘀,滋阴降火法,润燥生津以巩固其效,守法再进。

处方:西洋参(另煎)200 g,太子参 300 g,丹参 200 g,女贞子 150 g,墨旱莲 200 g,黄精 200 g,刺蒺藜 200 g,牡丹皮 150 g,钩藤 300 g,玄参 200 g,赤芍 180 g,炒白芍 150 g,焦栀子 150 g,知母 150 g,天麻 150 g,炒黄芩 150 g,天冬 150 g,麦冬 150 g,地骨皮 200 g,怀牛膝 200 g,石斛 300 g,贯众 150 g,山豆根 100 g,大青叶 250 g,半枝莲 200 g,急性子 150 g,冰球子 150 g,莪术 200 g,淡竹 叶 120 g,土鳖虫 200 g,徐长卿 150 g,桑寄生 200 g,狗脊 200 g,墓头回 200 g,补 骨脂 150 g,桃仁 200 g,制香附 200 g,茺蔚子 200 g,玉竹 150 g,葛根 300 g,泽兰 200 g,枸杞子 200 g,桑葚 150 g,豨莶草 150 g,炙龟板(先煎)200 g,炙鳖甲(先 煎)200 g,焦山楂 200 g,焦白术 150 g,草薢 150 g,炒枳实 150 g,连翘 150 g,青 黛(后下)90 g,沙苑子 150 g,生薏苡仁 400 g,干荷叶 200 g,何首乌 200 g,山药 400 g,胡麻仁(粉入)400 g,阿胶(烊入)400 g,白冰糖 500 g,饴糖 350 g,收膏。

案 13. 慢性淋巴细胞白血病案

王某,男,46 岁,初诊日期:2005 年 11 月 30 日。慢性淋巴细胞性白血病 5 年余。病初低热起伏,颈两侧淋巴结肿大,两腋下淋巴结亦肿大渐至鸡蛋大。 脾大,肋下四五指,血常规示白细胞数增高,淋巴细胞占 80%以上。且浮肿,经 以癥积痰核内阻,耗伤气血证治疗,症情得以稳定,气血渐复,痰核缩小,体力 增加,浮肿消退,面色转红,脉弦滑,苔白,舌淡胖,边有齿印。再拟健脾化痰, 养血补虚,泄毒散结法调理。

处方:生晒参(另煎)200 g,炒党参 200 g,炙黄芪 200 g,当归身 110 g,丹参 120 g,南沙参 150 g,玉竹 150 g,玄参 100 g,煅牡蛎(先煎)150 g,贝母粉 120 g, 焦白术 150 g,炒白芍 150 g,竹沥半夏 150 g,茯苓 150 g,陈皮 120 g,木香 90 g, 炒枳壳 120 g,胆南星 100 g,夏枯草 110 g,冰球子 200 g,蛇莓 200 g,柴胡 150 g, 白英 200 g,白花蛇舌草 250 g,石打穿 200 g,鼠曲草 150 g,茵陈 120 g,石见穿 150 g,石上柏 150 g,莪术 150 g,蛇六谷(先煎)150 g,急性子 150 g,墓头回 200 g,全蝎(粉入)40 g,桃仁 150 g,生薏苡仁 250 g,生甘草 120 g,徐长卿 120 g, 制香附 120 g,生地黄 200 g,炒熟地黄 200 g,土鳖虫 150 g,炙鳖甲(先煎)150 g, 淫羊藿 150 g,黄精 200 g,菟丝子 200 g,山药 250 g,莲子肉 250 g,山茱萸 150 g, 补骨脂 120 g,大枣 200 g,胡麻仁(粉入)300 g,胡桃肉(粉入)400 g,阿胶(烊 入)250 g,龟板胶(烊入)200 g,白冰糖 500 g,饴糖 250 g,收膏。

2006 年 11 月 28 日。现颈部、腋下、腹腔淋巴结均有侵及,脾肿大约四指,今秋曾现两下肢浮肿、腹水、发热。经住院治疗,热退,下肢消肿,唯脾仍大,腹肿,气虚乏力,面色虚黄少华。血常规示白细胞在 $10×10^9$/L 以上,淋巴细胞占 80% 以上,血红蛋白在 80 g/L 左右,经骨髓检查细胞分类及骨髓病理切片,淋巴结切片确诊病属晚期阶段。病属癥积,痰瘀痰毒,经久耗散气血,脾肾两虚,水湿内停,气化失常。再拟益气健脾,泄毒散结,淡渗利湿,滋养肝肾,以期养正除积,延缓病程。

处方:生晒参(另煎)200 g,太子参 150 g,生黄芪 200 g,当归身 110 g,丹参 120 g,南沙参 150 g,焦白术 150 g,炒白芍 120 g,茯苓 150 g,泽兰 150 g,桑白皮 150 g,大腹皮 150 g,川椒目 110 g,陈皮 120 g,泽泻 150 g,木防己 150 g,桂枝 110 g,玉米须 150 g,陈葫芦瓢 250 g,虫笋 120 g,柴胡 120 g,焦栀子 120 g,煅牡蛎(先煎)150 g,土鳖虫 150 g,山慈菇 120 g,生薏苡仁 250 g,莲子肉 200 g,白英 200 g,白花蛇舌草 250 g,石打穿 200 g,石见穿 250 g,石上柏 250 g,莪术 150 g,茵陈 120 g,蛇六谷(先煎)120 g,急性子 150 g,桃仁 150 g,墓头回 150 g,全蝎粉(粉入)40 g,补骨脂 150 g,炙甘草 120 g,淫羊藿 150 g,菟丝子 200 g,山茱萸 120 g,肉苁蓉 150 g,山药 250 g,黄精 200 g,生地黄 200 g,胡桃肉(粉入)400 g,阿胶(烊入)400 g,龟板胶(烊入)200 g,白冰糖 500 g,饴糖 250 g,收膏。

[按语] 本例为慢性淋巴细胞白血病案,本病多为正气虚损,运化失权,水湿内停,凝聚成痰;或为气机失利,气郁化火,煎熬津液成痰;或为痰火互结而成痰核、痰瘤,亦有见周身结节串生,久则结节渐大,腹内结块,病属癥积,痰瘀痰毒。外周血以白细胞、淋巴细胞持续增高常见。本案患者平常服汤药治疗,病情得到控制,每至入冬,要求膏方调治,吴正翔教授调以益气健脾,淡渗利湿,泄毒散结,滋养肝肾法,制大其剂施以膏滋调益,既泻痰毒、消癥积,又扶正强身,提高抗病能力。患者亦体会到膏方的作用,在服膏方的前半年时间内病情更趋平稳,不感冒,不发热,有精力,周身淋巴结无疼痛、有缩小,更有利于下半年或今后对整个疾病的治疗。

案 14. 溶血性贫血案

周某,男,31 岁,初诊日期:2006 年 12 月 10 日。2003 年因发现脾大行红细胞酶测定,拟诊断为先天性球形红细胞增多症。2004 年仍脾大,巩膜黄,间接胆红素增高,血常规示血红蛋白 96 ~ 126 g/L,外周血涂片示红细胞呈球形多见,脆性增加,膜蛋白分检未见异常。曾建议切脾。舌质红,苔薄黄,脉弦细。此为蓄血黄疸气血两虚,以当归补血汤合茵陈蒿汤治疗,并联合利胆消炎及小剂量泼尼松应用。2005 年 12 月 31 日 B 超示脾厚 60 mm,长径 156 mm,肝大小正常。2006 年 12 月 2 日血常规示白细胞 $9.01×10^9$/L,红细胞 $3.36×10^{12}$/L,血红蛋白 111 g/L,血小板 $275×10^9$/L。今年冬天再拟益气养血,清利湿热,健脾补肾缓以调理。

处方:生晒参(另煎)200 g,太子参 150 g,炙黄芪 200 g,当归身 110 g,焦栀子 110 g,鼠曲草 150 g,仙鹤草 200 g,益母草 200 g,焦白术 150 g,炒白芍 110 g,小蓟 200 g,生地黄 150 g,炒熟地黄 200 g,牡丹皮 120 g,炒黄柏 110 g,泽泻 120 g,山药 250 g,山茱萸 120 g,海金沙(包煎)150 g,炒蒲黄(包煎)150 g,黄精 200 g,菟丝子 200 g,淫羊藿 150 g,补骨脂 120 g,炙甘草 100 g,覆盆子 110 g,桑寄生 150 g,天麻 120 g,楮实子 150 g,车前子(包煎)150 g,炒防风 120 g,萆薢 150 g,连翘 120 g,蒲公英 200 g,莲子肉 250 g,炙龟板(先煎)200 g,鹿角霜 150 g,炙鳖甲(先煎)150 g,大枣 150 g,金钱草 150 g,郁金 120 g,砂仁(后下)25 g,肉苁蓉 120 g,胡桃肉(粉入)400 g,阿胶(烊入)400 g,白冰糖 400 g,饴糖 200 g,收膏。

2007 年 12 月 15 日。去年服用膏方以来病情稳定,2007 年 10 月因感冒发热,出现尿色黄,血红蛋白下降至 80 g/L。现目略黄,时有尿色黄,仍有轻度脾大,血常规示白细胞 $8.6×10^9$/L,红细胞 $3.36×10^{12}$/L,血红蛋白 97 g/L,血小板 $286×10^9$/L。苔薄白,脉细。今年冬天再以蓄血黄疸虚损证治,拟益气养血,分利湿热,健脾补肾法调治。

处方:生晒参(另煎)200 g,炒党参 150 g,炙黄芪 200 g,当归身 110 g,焦白术 150 g,焦栀子 120 g,鼠曲草 150 g,仙鹤草 200 g,益母草 200 g,炒白芍 120 g,生地黄 150 g,炒熟地黄 200 g,炒黄柏 120 g,茯苓 150 g,小蓟 200 g,泽泻 150 g,山药 250 g,山茱萸 120 g,海金沙(包煎)150 g,炒蒲黄(包煎)150 g,黄精 200 g,菟丝子 200 g,淫羊藿 150 g,补骨脂 120 g,炙紫菀 120 g,炙百部 100 g,制半夏 120 g,陈皮 110 g,炙甘草 100 g,炒荆芥 110 g,桑寄生 150 g,天麻 120 g,覆盆子 150 g,炒防风 110 g,楮实子 150 g,茵陈 150 g,车前子(包煎)150 g,连翘 110 g,萆薢 150 g,郁金 120 g,金钱草 150 g,砂仁(后下)25 g,肉苁蓉 120 g,莲子肉 250 g,炙龟板(先煎)200 g,炙鳖甲(先煎)150 g,鹿角霜 150 g,大枣 150 g,胡桃肉(粉入)400 g,阿胶(烊入)400 g,白冰糖 400 g,饴糖 200 g,收膏。

[按语] 本案例溶血性贫血案,经运用益气养血,健脾补肾,利胆化湿法为主并结合小剂量激素治疗病情控制,并趋向好转。每至冬令服以膏方加强调理扶益正气,其上半年症情往往较下半年改善,血红蛋白计数有所增高,神气精力较旺,少发感冒,有利于整个疾病的治疗。

参 考 文 献

陈仁寿.2008.四库全书·金匮要略.南京：江苏科学技术出版社.

陈仁寿.2008.四库全书·伤寒论.南京：江苏科学技术出版社.

丁训杰,吴正翔.2004.中西医会诊——贫血.台北：书泉出版社.

冯兴华,高荣林.1998.中医内科临床手册.北京：人民卫生出版社.

江苏新医学院.2004.中药大辞典.上海：上海科学技术出版社.

柯天华,谭长强.2006.临床医学多用辞典.南京：江苏科学技术出版社.

夏翔,张玉萍.1997.现代中医药应用与研究大系·内科.上海：上海中医药大学出版社.

叶显纯.1993.中药学.上海：上海中医学院出版社.

虞舜,于莉英.2008.四库全书·黄帝内经.南京：江苏科学技术出版社.

张之南,沈悌.2007.血液病诊断及疗效标准.北京：科学出版社.

代喜平.2002.吴正翔教授治疗再生障碍性贫血用药探析.新中医,34(7)：12,13.

后盾,吴正翔.1999.黄芪、白术对再生障碍性贫血骨髓红系造血祖细胞促增殖作用的实验研究.江西中医学院学报,11(1)：28.

王运律,吴正翔.1995.补肾活血方对慢性骨髓障碍(CMA)小鼠的实验研究.天津中医,12(6)：32,33.

王运律,吴正翔.2001.清肝化瘀法为主治疗慢性粒细胞白血病 52 例.辽宁中医杂志,28(10)：601,602.

王运律,吴正翔,唐静芬,等.1995.慢性再生障碍性贫血中医辨证与血浆皮质醇、T3、T4 含量关系的探讨.中国中西医结合杂志,15(8)：490.

王运律,吴正翔,徐定.1994.家族性嗜酸粒细胞增多合并再生障碍性贫血一例.江西中医学院学报,15(8)：445.

吴昆仑,张晓天,吴眉.2006.吴正翔辨证论治紫癜的经验.上海中医药杂志,40(12):16,17.

吴正翔.1992.再生障碍性贫血治疗之我见.中国中西医结合杂志,12(9):557.

吴正翔,王昆伟,冷筱华,等.1987.靛玉红与中药联用治疗慢性粒细胞性白血病40例对比观察.中医杂志,28(10):24-27.

应平平.2004.清肝化瘀汤治疗慢性粒细胞性白血病临床观察.上海中医药杂志,38(8):16,17.